穆拉德 【最新修訂版】
Dr. Murad
& Nitric Oxide
一氧化氮

心腦血管的治療、預防與保健

斐里德‧穆拉德　博士
陳振興　博士──合著

晨星出版

前言

　　這本書是我與陳振興博士討論了好多年的想法。本書介紹飲食和營養補充品與人身體內非常重要的訊號分子——一氧化氮之間的關係。由於近 35～40 多年來在一氧化氮方面的研究工作，我有幸獲得了 1998 年的諾貝爾生理醫學獎。我們希望用易懂的語言和普通大眾也能理解的方法，科學的總結一氧化氮的重要性。我們相信，了解一些一氧化氮分子與飲食和營養補充品關系的知識，將幫助讀者在自身的健康和預防一些疾病方面發揮更主動的作用。

斐里德・穆拉德　醫師、醫學博士（1998 年諾貝爾獎得主）

—— • ——

Preface

　　This book was an idea that the authors discussed for several years. We wanted to produce a book that showed the relationship between nutritional supplements and diet to a very important messenger molecular in our body, Nitric Oxide. For his work with Nitric Oxide over the past 35 to 40 years, I received the Nobel Prize in Physiology or Medicine in 1998. We wanted to summarize the importance of Nitric Oxide in a soft understandable scientific way that the nonscientist would understand. We believe that having some understanding of the biology of Nitric Oxide and relationship with nutritional supplements and diet will promote the readers to take a more proactive role in their health and hopefully prevention of some medical diseases.

Feril Murad MD, PhD,
Nobel Laureate 1998
in Medicine.

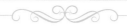
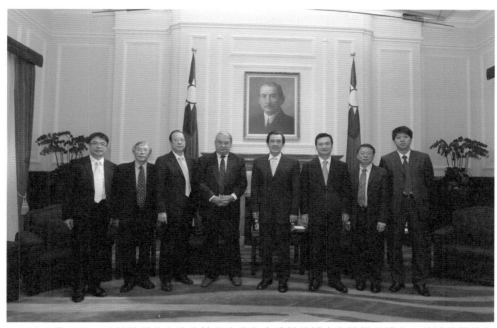

2012年9月18日，前總統馬英九先生接見本書作者穆拉德博士與陳振興博士，前總統馬英九先生並讚譽穆拉德博士為臺灣人民的好朋友。

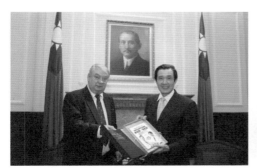

穆拉德博士與前總統馬英九先生交換禮物合照。（《穆拉德一氧化氮》中文版）

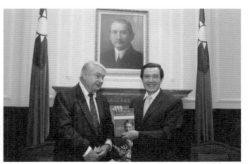

穆拉德博士與前總統馬英九先生交換禮物合照。（《穆拉德一氧化氮》英文版）

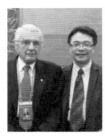

1973 年 諾貝爾物理學獎得主 伊瓦爾‧賈艾弗 Ivar Giaever

- · 美國物理學家
- · 美國倫斯勒理工學院院長
- · 1973 年，與江崎玲於奈（Leo Esaki）和喬瑟夫森（Brain David Josephson），因分別發現超導體和半導體中的隧道效應、預言「喬瑟夫森效應」的實驗現象，共同獲得諾貝爾物理學獎。

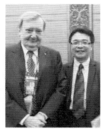

1984 年 諾貝爾物理學獎得主 卡羅‧盧比亞 Carlo Rubbia

- · 義大利科學家
- · 義大利帕維亞大學教授
- · 1984 年，與范德梅爾（Simon Van Der Meer）因發現玻色子 W± 和 Z0 所起的決定性作用，共同獲得諾貝爾物理學獎。

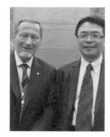

1988 年 諾貝爾化學獎得主 哈特穆特‧米歇爾 Hartmut Michel

在烏茲堡大學取得博士學位。1987 年起在馬克斯‧普朗克研究工作。因確定了光合作用反應中心複合體的立體結構，1988 年獲得諾貝爾化學獎。

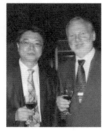

1994 年 諾貝爾經竟學獎得主 約翰‧納許 John Forbes Nash Jr.

任普林斯頓大學數學系教授。1950 年，約翰‧納許獲得美國普林斯頓高等研究院的博士學位，他那篇僅僅二十七頁的博士論文中有一個重要發現，就是後來被稱為「納許均衡」的博弈理論。在經濟博弈論領域，他做出了劃時代的貢獻，是繼馮‧諾依曼之後，最偉大的博弈論大師之一。納許均衡的概念，在非合作博弈理論中起著核心的作用。

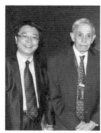

1996 年 諾貝爾物理學獎得主 道格拉斯‧奧謝洛夫 Douglas Dean Osheroff

1987 年至今擔任史丹佛大學物理學教授，曾獲得多項研究獎項，包括法蘭西斯‧賽門紀念獎，麥克阿瑟獎，美國物理學會凝聚物理最高獎奧立弗‧巴克爾獎。

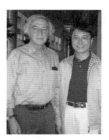

1988 年 諾貝爾化學獎得主 羅伯特·胡伯爾 Robert Huber

- 德國馬普學會生物化學研究所 生化研究院負責人
- 英國皇家學會外籍會員
- 美國科學院外籍院士
- 第三世界科學院特邀院士
- 德國化學科學院院士
- 生物化學科學院院士

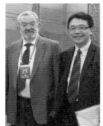

1999 年 諾貝爾物理學獎得主 馬丁努斯·威爾特曼 Martinus J. G. Veltman

1966 年出任荷蘭烏特勒支大學理論物理學教授，1981 年轉至美國安那堡市密西根大學任職，1999 年獲得諾貝爾物理學獎。

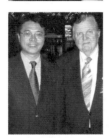

1999 年 諾貝爾經濟學獎得主 羅伯特·蒙代爾 Robert A Mundell

- 美國哥倫比亞大學教授
- 女媧亞太基金會國際資深顧問
- 世界品牌實驗室（World Brand Lab）主席
- 「最優貨幣區理論」奠基人，被譽為「歐元之父」。

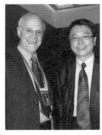

2004 年 諾貝爾物學獎得主 大衛·格羅斯 David Gross

美國加州聖塔芭芭拉分校 UCSB 教授。格羅斯在量子場論夸克漸近自由過程中，獲得了開創性的發現。

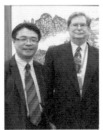

2006 年 諾貝爾物理學獎得主 喬治·斯穆特 George Fitzgerald Smoot III

- 美國加州柏克萊分校物理學教授
- 天體物理學家、宇宙學家
- 2003 年曾獲頒愛因斯坦獎。
- 與約翰·馬瑟音「發現了宇宙微波背景輻射的黑體形式和各向異性」，共同獲得諾貝爾物理學獎。

本書作者與名人合照

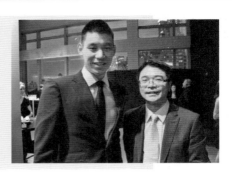

作者與前NBA球星林書豪合照。

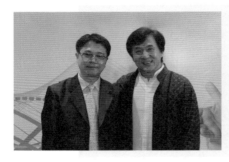

作者與武打巨星成龍合照。

作者與著名表演藝術家趙本山合照。

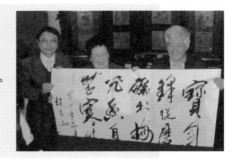

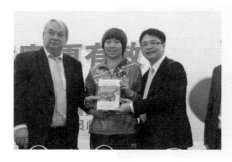

作者與女子乒乓球世界冠軍李曉霞合照。

推薦序

道格拉斯・奧謝洛夫

1987年至今，擔任史丹佛大學物理學
教授。曾獲得多項研究獎項，包括：
・法蘭西斯・賽門紀念獎
・麥克阿瑟獎
・美國物理學會凝聚物理最高榮譽奧
　利佛・巴克爾獎
・諾貝爾物理學獎

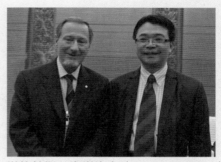

道格拉斯・奧謝洛夫（D. D. Osheroff）
（左）與本書作者陳振興博士（右）。

　　恭喜穆拉德博士這本有關於一氧化氮及眾多醫學應用的書籍即將問
市。這是一本非常具有深度的書籍，相信我們所有人都可以從書中獲得
益處。

Congratulations to Prof. Murad
for his insightful work on nitric oxide
and its many medical benefits. This
is work from which we can all profit.

D. D. Osheroff

推薦序

蔡長海

· 日本帝京大學博士
· 中國醫藥大學暨醫療體系董事長
· 亞洲大學創辦人、董事長
· 前總統府國策顧問
· 前中央健保局中區醫療審查委員會
　副總召集人

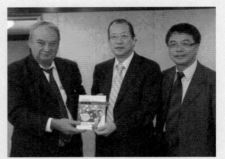

蔡長海先生（中）與本書作者穆拉德博士
（左）陳振興博士（右）。

展開近代醫學的新歷程

　　東方有句名言：「醫者父母心。」

　　本人從醫數十年，有幸以自身的醫術回饋社會，而穆拉德博士選擇了醫學研究，表示「如果有幸在這個領域獲得成果，將不只是有限的人受益」。

　　對於穆拉德博士的大愛精神，本人由衷的表示敬佩。穆拉德博士可謂近代史上最具開創性的科學家，其自 1998 年以一氧化氮技術榮獲諾貝爾生理醫學獎之後，近代醫學就此展開新的歷程，對人體有益的尖端技術也不斷的有突破性的研發，造福了廣大的人群。穆拉德博士在近代生物科技醫學的影響力，堪稱世界翹楚，其尖端的一氧化氮技術是生理醫學界的指標，更是現代人必知的保健養身之道。

中國醫藥大學暨醫療體系　董事長　蔡長海

推薦序

黃榮村

· 考試院院長
· 前中國醫藥大學校長
· 前教育部部長
· 前行政院政務委員私立學校興學基
  金董事長
· 國立臺灣大學心理學博士
· 淡江大學講座教授

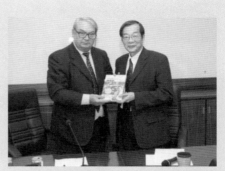

本書作者穆拉德博士（左）與考試院院長
黃榮村先生（右）。

諾貝爾獎生理醫學獎得主穆拉德博士專書祝賀及推薦

　　穆拉德博士獲得諾貝爾生理醫學獎的事跡，不僅行內專家推崇，行外的人更是津津樂道，因為知名藥物威而剛的作用也與一氧化氮有關。很多人好奇，為什麼這麼平凡、甚至是環境汙染的氣體，可以變成科學界的明星分子，而且對人體健康發揮多項調節作用，尤其是在心腦血管疾病上。本書對這些事件有很好的描述。穆拉德博士曾到中國醫藥大學與從事中藥草作用機轉的同仁聚會研討，大家都期待，以他在一氧化氮（NO）上的卓越成就，有一天也能在中藥草上做出令人驚艷的研究。

考試院　院長　黃榮村

推薦序

蔡進發

· 亞洲大學校長
· 亞洲大學生物與醫學資訊學系講座教授
· 美國伊利諾大學名譽教授

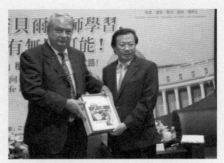

本書作者穆拉德博士（左）與亞洲大學校長蔡進發先生（右）。

值得效仿的人生志向

　　穆拉德博士曾受邀擔任亞洲大學的榮譽講座教授，而《穆拉德一氧化氮》一書描述穆拉德博士在童年艱苦的環境中力爭上游，對於學術的專注和研究發現一氧化氮的功能，最後榮獲諾貝爾生理醫學獎的過程。這種人生寶貴的經驗對所有年輕人都是一種生命上新的啟發，很值得推薦給所有學生與社會大眾一起共享盛舉。

亞洲大學　校長　蔡進發

推薦序

大衛・柯爾

· 英國前首相卡麥隆的特別醫療健康
顧問
· 歐盟內科腫瘤協會主席
· 牛津大學臨床藥理學系教授
· 牛津腫瘤研究發展公司創始人

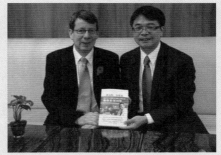

大衛・科爾教授（Professor David Kerr）
（左）本書作者陳振興博士（右）。

健康長壽的發現——一氧化氮

在穆拉德博士以及那些從事開
創性工作的人之前，我們對於一氧
化氮在人體內的核心作用是完全
陌生的。此書彙集了有價值的資
訊，介紹一氧化氮在人體內扮
演的多重角色和它如何影響我
們的健康。書中更揭示了，
我們該如何利用新發現的一
氧化氮的功能，從而活得
更久、更快樂的祕密。

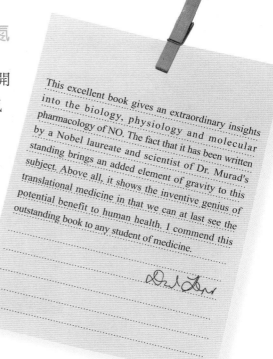

This excellent book gives an extraordinary insights into the biology, physiology and molecular pharmacology of NO. The fact that it has been written by a Nobel laureate and scientist of Dr. Murad's standing brings an added element of gravity to this subject. Above all, it shows the inventive genius of translational medicine in that we can at last see the potential benefit to human health. I commend this outstanding book to any student of medicine.

《穆拉德一氧化氮》在臺灣居熱銷書榜首

（初版書名《神奇一氧化氮》，二版書名《穆拉德一氧化氮》）

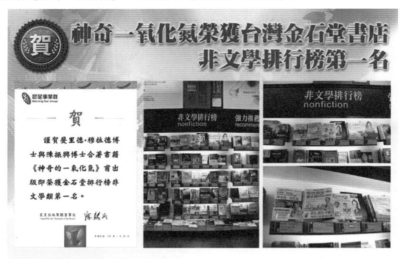

《穆拉德一氧化氮》在中國大陸居熱銷書榜首

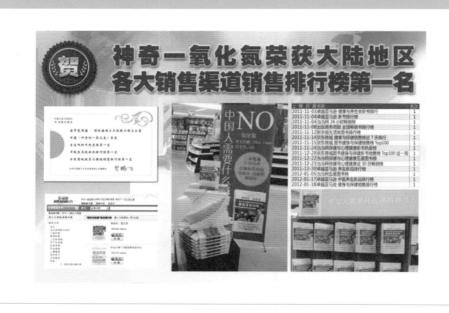

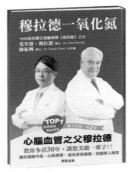

繁體中文

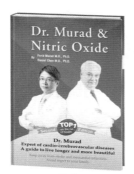

英文

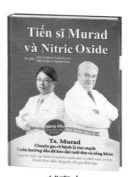

越南文

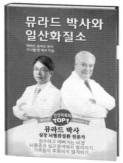

韓文

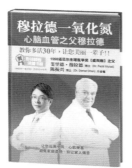

簡體中文

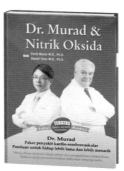

馬來文

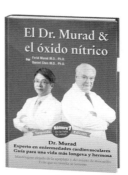

西班牙文

作者簡介

斐里德‧穆拉德 醫師‧醫學博士（Ferid Murad M.D., Ph.D.）

美國德州大學休士頓醫學院終身名譽教授，知名藥物「威而剛」理論發明人。
專著與他人合著醫學科學著作超過300本。

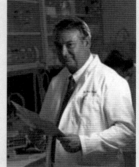

· 1996年，獲得阿爾伯特‧拉斯克（Albert Lasker）
  基礎醫學研究獎。
· 1997年，任美國國家科學院院士。
· 1998年，獲得美國心臟協會的Ciba獎。
· 1998年，任美國國家醫學研究院院士。
· 2000年，獲得美國醫學院校協會的Baxter獎。
· 2007年，獲聘為中國科學院外籍院士。

堅定志向，堅持奮鬥

因為志向　所以成就
因為堅持　所以成功

　　斐里德‧穆拉德博士，在 1998 年獲得諾貝爾生理醫學獎。穆拉德博士集研究醫師、藥理師、醫學博士於一身，並且在醫學界享有「一氧化氮之父」的美譽。穆拉德博士能在生物醫藥科技領域取得舉世矚目的偉大成就，源於其自小立定的志向與數十年始終如一堅持的目標與不懈的奮鬥。

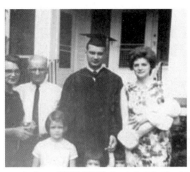
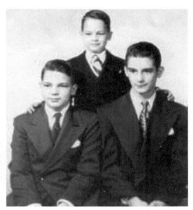

1965年，穆拉德博士（右2）和夫
人（右1）與父母及孩子合照。　　少年穆拉德（右）和兩個弟弟合照。

自小立定遠大志向

　　斐里德‧穆拉德博士，1936 年 9 月出生於美國印地安那州，小時
候居住在麵包店樓上又熱又小的房間，必須在家族小飯館幫忙洗盤子及
招呼客人，來賺取微薄的薪水以支付學費。飯館打工的辛勞，對穆拉德
博士而言非但不痛苦，反而是種訓練。穆拉德博士說：「當時我並沒有
用筆寫下來客人們吃了什麼，我把記憶這種細節視為一種遊戲，這種訓
練對我日後的科學研究非常有幫助。」

　　雖然家境貧寒，但穆拉德博士的父母非常重視孩子的教育，母親和
外婆經常幫助家庭困難和身體孱弱的鄰居，這深深影響了穆拉德博士。
從母親的身上，他學會了奉獻、慷慨與服務，這也是他選擇了醫學，進
入實驗室的最大關鍵。

　　在求學的成長過程中，穆拉德博士於國中二年級的時候就立定人生
三大職業志向與目標，分別是醫師、教師與藥劑師，而這些目標在不斷
的努力下，現在都已經實現。

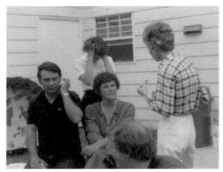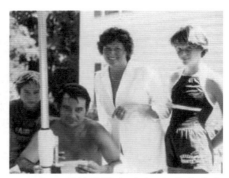

1980年，穆拉德博士（中排左1）和夫人
卡爾（中排左2）在實驗室聚會上合照。

1978年，穆拉德博士（左2）和夫人卡
爾（右2）與兩個孩子合照。

成功源於努力與堅持

1965 年，穆拉德博士靠著自己的努力，獲得了美國首批醫師及醫
學博士雙學位。穆拉德博士師承 1971 年諾貝爾獎得主修達蘭教授，修
達蘭博士的指導教授柯里夫婦是 1947 年諾貝爾獎得主。穆拉德博士在
諾貝爾獎得主一脈相傳的優良環境下，獲得了頂尖研發技術傳承。

同窗好友均獲諾獎，傳為佳話

有了自身的努力及優良的學習環境，穆拉德博士一直堅持自小的
目標與理念。在 1970 年的某一天晚餐之後，穆拉德博士與同窗好友艾
爾‧吉爾曼教授討論，要做什麼研究議題才可以獲得諾貝爾生理醫學
獎，成為對社會有巨大貢獻的人。根據穆拉德博士的弟弟吐爾洪‧穆拉
德講述這段故事時，這段談話內容在當時似乎是荒謬的，旁人也認為也
可不能實現的。然而，堅定的意志與堅持不懈的研究，讓這段談話的內
容在現在看來是多麼的彌足珍貴。1994 年，吉爾曼博士因為 G 蛋白獲

得了諾貝爾生理醫學獎。相隔四年，穆拉德博士在 1998 年因發現一氧化氮對血管擴張的影響，成為醫學上重大的突破，包括威而剛的作用理論，並且獲得了諾貝爾生理醫學獎。

　　這對同窗好友之間一段看似平常的談話，卻因持續的努力與堅持，相繼獲得諾貝爾生理醫學獎的事蹟，鼓勵了許多投入研究領域的學子。曾有一位學子問穆拉德博士：「獲得諾貝爾獎對您意味著什麼？」穆拉德博士回答說：「獲得諾貝爾獎對我來說是一個巨大的鼓勵，使自己更明白為大眾服務的意義，也激勵自己投入更繁忙辛苦的研究中。」同時他還說：「如果你想要做研究，我希望你能一直做下去，要熱愛它，並做好準備接受長期艱苦工作的考驗。但首先一定要確定——這是你的興趣所在！」

　　在與同窗好友吉爾曼討論之後，穆拉德博士一直從事於細胞訊號研究，並集中在一氧化氮／環磷酸鳥苷訊號途徑，鑑別新的分子途徑和靶點，以促進新治療手段的發現和發展。

　　穆拉德博士在 20 世紀 70 年代末發現，硝酸甘油進入人體內後與人體發生反應，可產生一種被稱為一氧化氮的分子訊號物質，它能促使心血管擴張。硝酸甘油作為心臟病的急救藥已被應用很久，它可以有效的緩解心絞痛，但其作用機理卻困擾了科學家上百年。直到 1977 年，41 歲的穆拉德博士最終揭開了這個謎題，確立了一氧化氮是心血管系統中傳遞資訊分子的醫學理論。1996 年，穆拉德博士獲頒拉斯克醫學獎。1998 年，穆拉德博士因在一氧化氮方面的開創性研究而獲得了諾貝爾生理醫學獎，這無疑已成為穆拉德博士生命中重要的里程碑。

　　穆拉德博士最初選擇醫學研究時，父母曾有些失望，因為當醫生似乎可以賺取更多的錢來改善家庭。穆拉德博士曾說：「如果我有幸在生物醫藥科技領域獲得成果，將不只是有限的人受益，我希望為更多的人帶來福祉。」穆拉德博士驕傲的表示，自己有一個幸福的家庭，有 5 個

子女和9個孫子，但目前他仍是事業第一，家庭第二。

為人類健康福祉不懈奮鬥

　　獲得諾貝爾生理醫學獎後，穆拉德博士達到人生的顛峰，也讓穆拉德博士更明白為大眾服務的意義。自此，無論從時間、精力還是人才方面，穆拉德博士都加大了在實驗室方面的投入，而且並沒有退休的打算。

　　穆拉德博士目前已80餘歲，從未停止其對研究工作的熱忱，每週仍努力工作70個小時以上，從事指導世界頂尖技術研究團隊的工作，擁有具備頂尖科研人才的世界級一流實驗室，從事新藥物的研究，包括中草藥研究，主要領域是心血管、癌症、燒燙傷、幹細胞、基因調控等。穆拉德博士和世界頂尖團隊夥伴，一直致力於一氧化氮理論技術產業化的研究，並鑽研癌症中最棘手的腦膠質瘤研究，及每年在非洲奪走數以百萬計的腸炎疾病，朝向第二座諾貝爾獎而努力，為全世界的人類健康研究出更好的新藥，以造福人群。

　　除了研究一氧化氮外，穆拉德博士對於中草藥的研究更是不遺餘力。他在1988到1990年間受邀前往香港中文大學訪問講學，親眼目睹了中藥獨特療效，自此萌發了研發現代中藥的念頭。穆拉德博士提出並懷疑其中大部分，都是和一氧化氮的調節相關。如果找到中草藥治病運作的機理，便可以更有效的利用它。不但可以把它用在更廣泛的疾病治療方面，甚至可以創造新的中藥產品。穆拉德博士表示，希望透過分子生物學、基因工程等技術，將中草藥物成分的功效做有效的分析，這將會是中藥現代化很重要的里程碑。

　　因為對東方草藥的熱愛，穆拉德目前致力於將中藥治療的有效性提供科學證明，包括臨床驗證有效的中藥作用機理及檢測中藥中活性成

分。更重要的是，他將一氧化氮的技術多元結合東方草藥，並和實際運用結合起來。穆拉德博士也呼籲西方科學界重視中草藥，用現代分子醫學研究中草藥。

截至目前，雖然人們對一氧化氮的生理病理作用有一定瞭解，並根據一氧化氮對人體的調控機制發現了一些有效藥物（如多酚），但是一氧化氮的生理及病理作用仍然有許多解不開的疑問，有待更加深入的研究。顯然，進一步研究必將使人類加深對許多生理現象以及疾病本質的瞭解，並為設計、合成治療有關疾病的新藥指明方向。在這條並不平坦的科研道路上，穆拉德博士和他的夥伴們從來不曾放慢腳步。我們相信在穆拉德博士領軍的生技實驗室，必將產生更多研究的心血結晶，以研發出最天然、最健康、無毒無害的保健食品與新藥，對人類的健康做出重大的貢獻。

成功的價值觀：持續努力，專心做好一件事

穆拉德博士在 1998 年獲得諾貝爾生理醫學獎，研究之路已達最高巔峰，如今功成名就，但卻如既往般，每週堅持努力工作 70 個小時，週末更是待在實驗室中，為了心中的救世理念持續的奮鬥著。

相較於現在的年輕學子，穆拉德博士曾感慨，週一到週五能全心投入在實驗室中努力工作的已相當的少，能在週末假日工作的更是稀有。科研的工作需要一步一腳印，踏踏實實、反反覆覆的論證，從失敗中得到教訓，從失敗中吸取經驗，專心致力做好一件事，這樣才有機會成功。他憂心未來的研發之路，繁瑣枯燥的實驗工作，以現在年輕學子的心態，將是培育傑出科研人才的一大阻礙。目前生物科技領域還有許多瓶頸尚未突破，包括幹細胞、基因調控等，許多未知的科學和技術等著我們去發掘，穆拉德博士希望在他的教學生涯，能夠導正年輕學子價值

觀的偏頗，為科學界孕育更多的諾貝爾獎之才。

穆拉德博士在臺灣

穆拉德博士在獲得諾貝爾獎後，多次受邀訪問臺灣，獲得李登輝、陳水扁、馬英九三任總統接見，並受邀至中研院、國科會、衛生署、臺灣大學、中國醫藥大學、亞州大學進行學術交流。穆拉德博士曾擔任中國醫藥大學與亞州大學的榮譽教授，每年造訪臺灣一至兩次，進行學術交流、指導學子，為提升臺灣生物醫藥科技產業貢獻一分心力。

在中國醫藥大學，穆拉德博士指導醫學院的教授進行研討會的發表，醫學專有名詞和冗長的會議，並沒有讓他感到不耐煩，反倒是看到教授們一篇篇的論文，他精神全都來了，戴起了眼鏡一遍遍的仔細聽取報告，還在報告上做了不少批註。陳振興博士說：「這就是穆拉德，只要一碰到研究和工作，興致全都來了，就算是刮颱風、下大雨，他也會衝進實驗室進行實驗研究、改報告！」

穆拉德博士在中國醫藥大學的演講受到熱烈的歡迎，有人問穆拉德博士：「臺灣的研究風氣不盛，是不是得諾貝爾獎的機率很低？」穆拉德博士有趣的回答：「不要灰心，連我都在日以繼夜的研究，想要獲得第二座諾貝爾獎打破紀錄！」看得出來，這位集眾多專長於一身的諾貝爾獎得主，他的人生觀不僅積極，還很豁達！

一氧化氮已經被證明可以改善阿茲海默症狀，治療心腦血管疾病，防治糖尿病。在日常生活方面，一氧化氮也可以提高睡眠品質，增強記憶力，增強性能力以及調節眼睛疲勞等。這也正是「健康信使」的由來，一氧化氮幾乎涉及了最常見的幾大健康問題，對普遍出現在老年人、白領、學生等幾大特定族群的健康問題都有幫助。

目前為止，穆拉德博士最重要的目標是研發出治療癌症的新藥物。

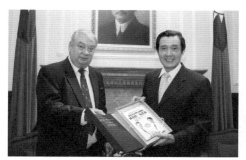

本書作者斐里德‧穆拉德博士（左）與前總統馬英九先生（右）。

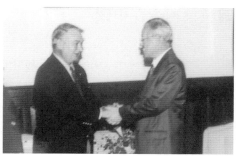

本書作者斐里德‧穆拉德博士（左）與前總統李登輝先生（右）。

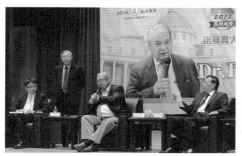

本書作者穆拉德博士於亞州大學演講，陳振興博士（左1）陪同。

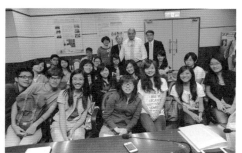

本書作者穆拉德博士於中國醫藥大學演講並與青年學子合照，由陳振興博士陪同。

穆拉德說：「在我的實驗室裡發現，高濃度的一氧化氮能夠殺死部分癌細胞，但有關一氧化氮治療癌症這塊，現在醫學還需要相當多的研究工作，預計還需5～10年的時間，才有機會開發出利用一氧化氮原理治療癌症的新藥！」

　　除了學術交流，在臺灣，穆拉德博士與頂尖研發與醫療團隊密切合作，包括解決困擾的掉髮問題，長期臥病患者的褥瘡問題，以及糖尿病患者末梢循環的發癢問題，進行針對性研發產品的人體實驗。相信不久的將來，這些產品將能為人類帶來更大的福祉。

穆拉德博士在中國

穆拉德博士在 2007 年徵選為中科院外籍院士，並且是以高票通過的，成為中科院史上的一段佳話。眾所周知，中科院外籍院士每兩年進行一次選舉，且十分嚴格。外籍院士候選人必須最少獲得五位院士的提名，每次徵選，每位院士至多可提名兩名候選人；外籍院士正式候選人由中國科學院院主席團經過討論，並實行無記名投票確定；對外籍院士的選舉，由院士大會實行等額、無記名投票；參加投票的院士人數達到或超過應投票院士人數的三分之二，選舉才算有效；獲得的贊成票達到或超過投票院士人數三分之二者當選。

1999 年以來，穆拉德博士訪問中國五十餘次，足跡遍布十幾個省市。穆拉德博士的實驗室培養了許多中國留學人員，他們回國後成為相關領域的傑出人才且居學術領導地位。

2000 年以來，穆拉德博士擔任深圳科學與技術顧問、國家生物技術中心科學指導委員會委員、北京生命科學研究所指導委員會委員，以及蘇州大學、上海第二醫科大學、上海中醫藥大學、青島大學、北京協和醫科大學、江南大學、華中科技大學等大學的榮譽教授，為中國的科技戰略出謀劃策，為眾多大學團隊和中國政府機構提供諮詢服務。

作為顧問，他在北京、上海、香港、深圳、石家莊和大連等地研究制定生物科技發展規劃的過程中，提供了許多寶貴的經驗和意見。穆拉德博士熱心幫助中國高等院校加強國際聯繫，提高科研水準。穆拉德博士還與上海中醫藥大學共同建立「穆拉德中藥現代化研究中心」，與石家莊市政府合作，開發具有較大規模的科技園區——富麗華德全球生物醫藥創新營運中心暨一氧化氮生物醫藥技術開發基地。

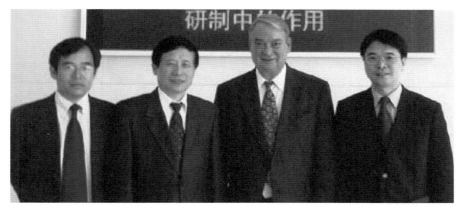

本書兩位作者斐里德‧穆拉德博士（右2）及陳振興博士（右1）與中國工程院劉德培院士（左2）。

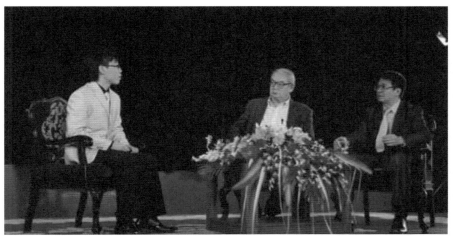

本書兩位作者斐里德‧穆拉德博士（中）及陳振興博士（右）接受中央台記者採訪。

拉斯克醫學獎——諾貝爾獎風向球

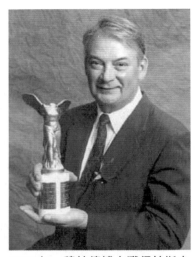

1996年，穆拉德博士獲得拉斯克醫學獎。

在穆拉德博士所獲得的諸多獎項與榮譽中，除了廣為人知的諾貝爾獎，還有一個被稱為諾貝爾獎風向球的大獎——拉斯克醫學獎（Lasker Medical Research Awards）。早在 1996 年，穆拉德博士就獲得了該獎項的殊榮。

拉斯克醫學獎有「美國的諾貝爾獎」之美譽，是美國最具聲望的生物醫學獎項。阿爾伯特·拉斯克醫學研究獎是醫學界僅次於諾貝爾獎的一項大獎，旨在表彰在醫學領域作出突出貢獻的科學家。拉斯克獎最初設有三個獎項：基礎醫學研究獎（Basic Medical Research）、臨床醫學研究獎（Clinical Medical Research）和公共服務獎（Public Service，2000 年被重新命名為「瑪麗·沃德·拉斯克獎」，以紀念拉斯克夫人）。1997年，又增設特殊貢獻獎（Special Achievement Award）。

拉斯克基金會於每年 9 月公布獲獎者名單，在當月底舉行的頒獎儀式上，獲獎者將收到獎金、獲獎證書和一個刻名、象徵戰勝疾病和死亡的薩莫色雷斯的有翅勝利女神像。拉斯克獎的評選結果於 9 月公布，而諾貝爾獎通常是在 10 月公布。而且，獲得基礎醫學研究獎後再獲得諾貝爾獎的比例更高。

自 1962 年起，獲得拉斯克獎的科學家中，有半數以上在隨後的數年裡又獲諾貝爾獎。迄今，超過 300 人次獲得拉斯克獎，其中至少有 68 人相繼獲得過諾貝爾獎。因此，拉斯克獎在醫學界又被稱作「諾貝爾獎風向球」。

1996 年拉斯克醫學
獎這一殊榮的垂青，使人
們看到了穆拉德博士的偉
大，所以當 1998 年諾貝爾
獎降臨之際，在世人看來，
穆拉德博士的確是實至名歸。

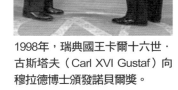

至高榮譽——諾貝爾獎

　　1998 年，穆拉德博士獲得了最高榮
譽——諾貝爾生理醫學獎。

　　自 1901 年以來，中外各界人士都把諾
貝爾獎看作舉世公認的最高榮譽。諾貝爾
獎是以瑞典著名化學家、硝化甘油炸藥發
明人阿爾弗雷德·伯納德·諾貝爾（Alfred
Bernhard Nobel）的部分遺產作為基金所創
立。諾貝爾獎包括金質獎章、證書和獎金
支票。在遺囑中，諾貝爾提出將部分遺產
（920 萬美元）作為基金，以其利息分設
物理、化學、生理醫學、文學及和平五個
獎項（後添加了經濟獎），授予世界各國
在這些領域對人類作出重大貢獻的學者。

　　在獲得拉斯克獎兩年之後，1998 年，
穆拉德博士終於獲得了最高榮譽——諾貝
爾生理醫學獎。

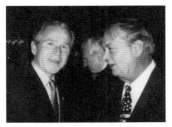

1998年，瑞典國王卡爾十六世·
古斯塔夫（Carl XVI Gustaf）向
穆拉德博士頒發諾貝爾獎。

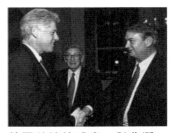

美國前總統威廉·傑弗遜·
克林頓（William Jefferson
Clinton）接見穆拉德博士。

美國前總統喬治·赫伯特·
沃克·布希（George Herbert
Walker Bush）接見穆拉德博
士。

作者簡介

陳振興 醫師‧醫學博士

· 世界衛生組織南歐協作中心 高級顧問
· 前法國巴黎聯合國教育科學文化組織 參事
· 美國約翰‧霍普金斯大學 醫學博士

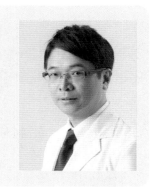

第六代傳人的使命

　　陳振興博士，美國約翰‧霍普金斯大學醫學博士、知名的小兒科醫師、世界衛生組織南歐協作中心高級顧問、前法國巴黎聯合國教育科學文化組織參事。長期致力於一氧化氮研究應用與推廣，作為 1998 年諾貝爾生理醫學獎得主斐里德‧穆拉德博士的學生和工作夥伴，是細胞交流學第六代傳人。

　　陳振興博士深得穆拉德博士的賞識與信賴，並與眾多諾貝爾獎得主長期合作研討，立志透過一氧化氮技術產業化，傳承穆拉德博士行醫救世的理念，造福更廣大的人群，使更多的人遠離疾病，獲得健康。

自小立志行醫救世，堅持理想不懈努力

　　陳振興博士，1965 年出生於臺灣的醫學世家，自小耳濡目染，立

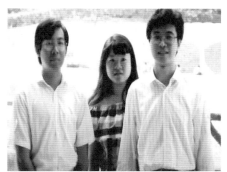 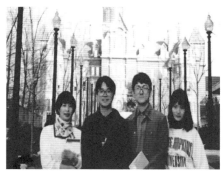

陳振興博士在臺北醫學大學與同窗好友 合照。

陳振興博士在約翰‧霍普金斯大學與同 窗好友合照。

志從事醫學科研工作，希望透過醫學技術與科研，幫助人類遠離疾病所帶來的痛苦。

　　1984 年在臺北醫學院醫學系專攻醫學，並於 1991 年獲得臺北醫學院醫學學士，1994 年獲得臺灣高雄醫學院醫學碩士。在學期間，以其過人的意志力，陸續通過了臺灣、美國與中國大陸的醫師執照考試，並考取了臺灣高等公務員，這對當時不到 30 歲的學生而言，展現了其過人的毅力與智慧！

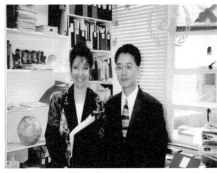 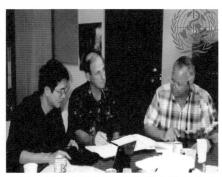

陳振興博士在聯合國教育科學文化組織 參事辦公室與同事合照。

陳振興博士在世界衛生組織南歐協作中 心會議時合照。

為了能對醫學有更深入的研究，陳振興博士繼續學習深造，在1997年，年僅32歲時，獲得全世界最高醫學學府——美國約翰·霍普金斯大學（Johns Hopkins University）公共衛生碩士，並於2000年以優異的成績，獲得美國約翰·霍普金斯大學醫學博士學位，為日後從事醫學科學研究工作奠基。

師承諾獎得主，傳承細胞交流學

在攻讀博士期間，師承穆拉德博士成為了陳振興博士人生重要的轉捩點。在獲得美國約翰·霍普金斯大學醫學博士後，他從事穆拉德一氧化氮技術產業化之工作，開啟了在一氧化氮醫學研究領域的大門。

穆拉德博士一生致力於研究一氧化氮技術，發現一氧化氮在人體內是重要的訊號傳遞分子，因在一氧化氮研究的傑出成果而獲得諾貝爾獎。陳振興博士在穆拉德博士的指導下，開始從事一氧化氮的研究工作，進入了細胞交流學的研究領域。

細胞交流學經歷了100多年的研究，代代師承諾貝爾獎得主，薪火相傳。第一代為巴夫洛夫博士（1904年獲得諾貝爾醫學獎），第二代為

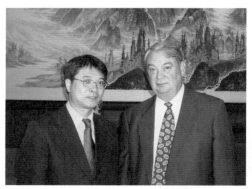

陳振興博士（左）與1998年諾貝爾生理醫學
獎得主斐里德·穆拉德博士（右）合照。

班廷博士與麥克勞德博士（1923 年獲得諾貝爾醫學獎），第三代為柯里夫婦（1947 年獲得諾貝爾醫學獎），第四代為修達蘭博士（1971 年獲得諾貝爾醫學獎），第五代為吉爾曼博士（1994 獲得諾貝爾醫學獎），穆拉德博士（1998 年獲得諾貝爾醫學獎），在生物醫學界傳為美談。

如今，細胞交流學傳承到第六代，穆拉德博士的學生——陳振興博士，致力推廣細胞交流學中最重要的一氧化氮的應用技術，讓人類受益於一氧化氮技術，遠離疾病痛苦，為這個學術傳承續寫著輝煌的新頁。

肩負行醫救世使命，致力推廣一氧化氮

早在 20 世紀，一氧化氮就已經被科學界公認為「明星分子」，它的發現和應用對於人類健康有著重大的意義。一氧化氮扮演人體一種重要的元素，在國際上已經廣泛的應用於醫藥、保健、生活等各個方面。全球科學家積極投入到一氧化氮技術的研究，促使一氧化氮成為近 50 年論文發表數量第二位的學科，而應用一氧化氮技術製造的新藥「威而剛」，已成為世界上第二重要的藥物，可見一氧化氮在醫學界的火紅程度。然而，在世界各地仍有很多人不瞭解一氧化氮對於人體健康的作用。

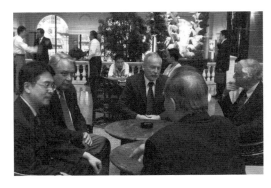

陳振興博士（左1）與1998年諾貝爾生理醫學獎得主——斐里德‧穆拉德博士（左2），1988年諾貝爾化學獎得主——哈特穆特‧蜜雪兒博士（右3），1957年諾貝爾物理學獎、愛因斯坦科學獎得主——李政道博士（右2，背對鏡頭者），1998年諾貝爾化學獎得主——羅伯特‧胡伯爾博士（右1）合照。

身為細胞交流學第六代的傳承人，陳振興博士致力於一氧化氮的研究已經有 30 餘年。他表示，人體 99.9% 的疾病均與一氧化氮有關。但如此重要的領域，亞洲地區的投入卻是明顯的不足，從事一氧化氮研究的科學家，更是屈指可數。

一氧化氮技術產業化，造福廣大人群

陳振興博士本著行醫救世的信念，立志要將一氧化氮技術推廣到全世界各地，並與穆拉德博士共同致力於一氧化氮的研究。他在美國、歐洲、中國大陸及臺灣均申報了多項專利技術，促進一氧化氮技術產業化，造福廣大人群。

陳振興博士表示，人類健康要能受益於尖端的生物技術，必須仰賴將技術產業化，而現有的諾貝爾獎技術能產業化的少之又少。生物科技是一個快速發展的領域，迫切需要透過一些新的方法將它轉化到商業領域，進而產生效益。經過數十年的研究，一氧化氮技術已逐漸成熟。目前，一氧化氮技術已經成功應用於食品、保健食品、藥品、護膚品、生髮、醫療器械等眾多領域，成熟尖端的技術產業化，將帶給人們健康的生活。

永續經營，打造全球 500 強企業

要將一氧化氮技術與產品推廣至全球，絕非憑一己之力可行，須成立跨國性的集團，募集資金，不斷投入新技術開發，並整合研發、生產、銷售，持續進行最尖端的技術研究，生產品質最佳的產品，通過最好的行銷管道，才能讓更多人受益於一氧化氮技術，如此才能形成一個健康的產業鏈。因此，陳振興博士師承穆拉德博士，並肩負起這重大而

神聖的歷史的使命。

　　生物科技從實驗室紛紛走上產業發展，站在商業化的最前線，企業化後的技術研究是否真正能成功，最終仍必須在經營管理上一決勝負！全球性跨國製藥公司先靈葆（Schering-Plough）總執行長陸西阿諾（Robert Luciano）有一段值得深思的談話：「我們的目標並不是純做研究，而是要以研究來開創商機；科學和商業其實是一個銅板的兩面，這種關係使得我們可在科學與商業間、發現與應用間，建立起溝通的橋梁。」

　　陳振興博士身為一名專業的小兒科醫師，行事謹慎低調，對於企業經營卻有著其個人敏銳的判斷力與執行能力。在擔任國際厚生數字科技公司總經理期間，國際厚生網站「健康園區」取得了全球最大的醫療入口網站 WebMD 的大中華地區授權；線上聯合採購中心則曾創下臺灣地區第一筆最大線上交易，高達 1100 多萬美金的醫療用品採購紀錄，引起醫療界震撼。

　　在一次的企業家訪談中，記者問到：「懂技術的人不一定能經營公司，有經營策略的人也不一定懂研究。學術研究與產業之間的聯繫與衝突，究竟如何建立與溝通？」陳振興博士表示：「生物技術產業特別需要知識密集的管理技術，生物技術產業的領導人正處在一個技術、市場和政策不斷變化的領域中，生物科技革命的領導者和經營者，必須理解什麼是新技術，以及它們將對傳統經濟模式產生什麼影響，才能成功的掌握這個不斷變化的產業。」公司經營是化繁為簡，科學研究化則是化簡為繁。作為一個生物醫藥的經營者，最重要是就是能從此兩種衝突中跳脫出來。

　　集醫學技術、營運管理、行銷策劃、教育培訓能力於一身的陳振興博士，將推廣一氧化氮技術，造福人類健康作為終身的使命。為完成這一神聖的使命，先後參與美國、加拿大、北京、臺灣等數十家生物技術

公司的創立。

　　企業成長的過程，必然遭遇無數的難關與挫折，宛如幼苗成長般不易，先後遭到強大的外力干擾因素，通過陳振興博士獨特的經營管理方式與過人的營運，才能一一度過難關。陳振興博士始終相信「成功的人找方法，失敗的人找藉口」。如今，一氧化氮技術已逐漸成為世界養生保健的趨勢，陳振興博士站在引領這趨勢的浪頭上，整合旗下研發、生產與銷售體系，展望未來。陳振興博士將遵循恩師穆拉德博士的腳步，以永續投入一氧化氮技術研發，提高產品品質，為成為世界 500 強企業而努力，讓更多的人受益於一氧化氮帶來健康的生活。

獻詞

斐里德·穆拉德博士與陳振興博士想奉獻這本書給他們的家人，感謝家人多年來的支持，以及對他們繁忙工作的耐心、理解。

—— · ——

Dedication

Dr. Ferid Murad and Daniel Chen want to dedicate this book to their families who have been so supportive over the years and so patient and tolerant regarding their busy work schedules.

致謝

我們要感謝協助這本書出版的很多人，對於一本多種語言（英文、中文、西班牙文、法文和韓文）出版的書來說，更需要出色的協助者。范凱琳（Catherine Fenelon）女士是一個出色的雙語助理，非常感謝她在英文和中文前兩次修改中的工作。

—— · ——

Acknowledgement

There are many we wish to acknowledge for their assistance inpreparing this book. It is particular important to have excellent assistance when a book is published in many languages （English, Mandarin, Spanish, French and Korean）. The assistance of Catherine Fenelon is certainly appreciated as the first two revisions were in English and Mandarin and as a bilingual speaker, she was of great assistance to the authors.

目次 Contents

前言　2

推薦序　7

作者簡介

　　穆拉德博士——堅定志向，堅持奮鬥　14

　　陳振興博士——第六代傳人的使命　26

獻詞 & 致謝　33

作者序

　　斐里德・穆拉德博士（中文譯文）——瞭解一氧化氮，讓你輕鬆獲得健康　36

　　陳振興博士——99.9% 的疾病，均與一氧化氮有關　40

第一篇　健康的新發現——一氧化氮　43

　　第一章　明星分子的灰姑娘歲月　45

　　第二章　發現健康信使　47

　　第三章　一氧化氮的生理作用　67

　　第四章　向心腦血管疾病說 NO　70

第二篇　微觀健康的源頭淨化　75

　　第一章　生命健康的源頭　77

　　第二章　血流速度變緩的危害　91

　　第三章　全方位自我血液檢測　94

　　第四章　穿梭於健康源頭的淨化劑　98

第三篇　一氧化氮的神奇力量　101

　　第一章　「三高」的根源與危害　103

　　第二章　一氧化氮與「三高」　110

　　第三章　遠離心腦血管疾病　115

　　第四章　防治糖尿病　120

　　第五章　一氧化氮與腫瘤　122

　　第六章　「啟動」大腦　123

　　第七章　改善阿茲海默症　126

第八章　提高睡眠品質　127

第九章　加深學習記憶力　129

第十章　調節視覺系統　131

第十一章　保護肝肺　135

第十二章　改善腸胃功能　138

第十三章　增強性功能　141

第十四章　延長女性生育能力　143

第十五章　掌握細胞生死大權　146

第十六章　提高免疫力和抗疲勞　148

第十七章　治療脫髮　151

第四篇　「三獲一補」養生法，教你多活 30 年　155

第一章　從食物中獲得一氧化氮　158

第二章　透過運動獲得一氧化氮　166

第三章　保健食品中獲得一氧化氮　176

第四章　補充抗氧化劑　186

第五章　一氧化氮的物理療法——笑　203

第六章　一氧化氮的物理療法——振動床　207

第七章　一氧化氮長壽養生法　211

第五篇　一氧化氮的需求族群　217

第一章　老年人　219

第二章　燒腦族　226

第三章　更年期婦女　227

第四章　吸菸人群　229

第五章　飲酒人群　235

第六章　愛美女性　239

第七章　肥胖人群　246

第八章　性功能障礙者　249

瞭解一氧化氮，讓你輕鬆獲得健康

■ 斐里德‧穆拉德博士

　　一氧化氮是人類已知的「最迷人的分子」。在 20 世紀 90 年代，對一氧化氮的研究成為一種風潮，世界各地的科學家對一氧化氮的興趣愈加濃厚，研究也達到了一個新的顛峰。1992 年，一氧化氮作為學界的新發現，被著名的《科學》雜誌評選為「年度明星分子」。1998 年，我與另外兩名科學家佛契哥特（Robert F Furchgott）、伊格納羅（Louis J. Ignarro）被授予諾貝爾生理醫學獎。他們發現了一氧化氮作為訊號分子在心血管系統中的作用；而我發現並論證了硝酸甘油及相關藥物，如何透過釋放一氧化氮使身體健康，並對身體產生積極的作用。一氧化氮是重要的訊號分子，它控制血壓，調節血流量使血液到達組織，為生物體供應氧氣和營養。事實上，幾乎所有的組織都離不開一氧化氮。

　　從 20 世紀 70 年代開始，就已經有超過 10 萬篇一氧化氮研究論文發表。一氧化氮學會和一氧化氮論壇在學界的重要性，繼續促進了世界各地科學家對一氧化氮的研究。愈來愈多的研究表明，一氧化氮在治療心血管疾病和許多其他重大的慢性疾病中，具有重要的作用。一氧化氮的主要生理功能包括對心血管系統、免疫系統、循環系統、中樞神經系統和泌尿生殖系統的作用。

　　作為世界級科學研究小組的負責人，我在 1997 年獲得了美國國家科學院院士的職位，2007 年獲聘為中國科學院外籍院士。我致力於研究開發新藥和以一氧化氮為基礎的健康產品，目的在改善心血管疾病和其他相關疾病。我的主要目標是通過對一氧化氮的開創性研究和豐富的

知識，幫助他人更有效的獲得健康。我們的研究和技術對開發藥品、健康食品和許多其他方面的應用至關重要。

陳振興博士和我共事多年，同時也是我的好朋友。他長年投注全部的心力於其事業中，推廣一氧化氮的常識及保健方法，對慢性疾病的預防和康復有良好的影響作用。因為很多人對一氧化氮的作用並不十分瞭解，陳振興博士在工作中經常需要重複回答大家提出的、有關一氧化氮及其生物學功能方面的相同問題。於是，我與陳博士決定出版一本書，集中闡述一氧化氮對人類健康的重要性，讓大家都能有系統的對一氧化氮有所瞭解，並對預防、改善疾病有幫助。

我們經過長期的準備和反覆修改，由陳振興博士執筆完成了這本著作。作為本書的共同作者，我非常高興能推薦這本書。與深奧的學術專著不同，這本書的風格輕鬆有趣，通俗易懂，同時又給人啟發，所以它的意義非比尋常。它詳細的介紹了一氧化氮的作用，這是經過 40 多年對一氧化氮的開創性研究得出的結果。

我相信，這本書有利於全世界的讀者。它可以作為一種長期的參考，改善和指導今後幾年人類的整體健康。

Ferid Murad MD, PhD,
Nobel Laureate 1998
in Medicine.

斐里德‧穆拉德 醫學博士，**1998 年諾貝爾獎得主**

Understanding Nitric Oxide Can Help You Achieve a Healthy Lifestyle

Nitric Oxide is one of the simplest yet most fascinating molecules known to man. Interest in the study of Nitric Oxide reached a new level during the1990s, but continues to intrigue scientists throughout the world today. In 1992 the Journal Science named Nitric Oxide "Molecule of the Year", and in 1998, I, Dr. Ferid Murad and two other scientists Furchgott and Ignarro received the Nobel Prize in Medicine or Physiology for their discoveries concerning Nitric Oxide as a signaling molecule in the cardiovascular system. My findings demonstrated how nitroglycerine and related drugs work by releasing Nitric Oxide into the body. Nitric Oxide is an important signaling molecule, which controls blood pressure, and regulates blood flow to tissues with a supply of oxygen and nutrition. In fact, there are very few tissues in the body that don't have an effect with nitric oxide.

Since the 1970s there have been over 100,000 published research papers on nitric oxide. The Nitric Oxide Society and Nitric Oxide Forum are among a wide array of academic circles continuing to promote the importance of research on nitric oxide. In fact , growing research suggests that nitric oxide can play a pivotal role in the fight against cardiovascular related deaths, and perhaps many other chronic and fatal diseases. Nitric

Oxide's key biological functions include its effect on the cardiovascular and immune systems, as well as the circulatory system, central Nervous system, and urinary and reproductive systems.

As director of a world-class research team, member of the U.S.

National Academy of Sciences since 1997, and foreign member of the Chinese Academy of Sciences since 2007, I am committed to the research and development of new drugs and Nitric Oxide based health solutions for improving cardiovascular health and other related diseases.

My main objective is to help others to take a more proactive role in their health, through my pioneering research and wealth of knowledge on Nitric Oxide. Our research and technology is vital to the development of medicines, health supplements, and many other applications.

As a long-standing colleague and good friend of mine, Dr. Daniel Chen has devoted a large part of his career to the promotion of nitric oxide as a unique health solution to many chronic health conditions and diseases. After years of continuously responding to the same questions posed by colleagues and associates concerning Nitric Oxide and its biological function, Dr. Chen and I decided to publish a book which focuses exclusively on the importance of Nitric Oxide in human health. It gives me great pleasure to finish this book with him. As a co-author of this book, I'm glad to introduce it to all of you . Our work is an intriguing and illuminating account of the extraordinary properties of Nitric Oxide, written in an accessible and straight-forward style. This book is a culmination of over 40 years of pioneering research on nitric oxide, and I believe that it will not only benefit readers worldwide, but also serve as an enduring reference and guide for improved well-being and overall health for years to come.

Ferid Murad MD, PhD,
Nobel Laureate 1998
in Medicine.

99.9% 的疾病，均與一氧化氮有關

■ 陳振興博士

　　我致力於一氧化氮的研究已經有 30 多年。在上個世紀，一氧化氮就已經被學界熱寵為「明星分子」，它的發現和應用對於人體健康有著重大的意義。以一氧化氮作為一種重要的人體元素，目前在國際上已廣泛應用於醫藥、保健、生活等各個方面。然而，在臺灣很多人仍然不瞭解一氧化氮對於人體健康的作用。

　　本書透過講述斐里德‧穆拉德博士及另外兩位科學家因研究一氧化氮而榮獲諾貝爾獎的過程，並進一步詳細敘述一氧化氮在人體內的生理功能，和它對人體健康的重要性，以及如何透過獲得一氧化氮來保持身體健康，深入淺出為讀者講解一氧化氮的知識。

　　99.9% 的人體疾病，均與一氧化氮有關。人體內凡是有血液的地方，就有一氧化氮存在。一氧化氮是調節血液循環的重要元素，血液循環受阻會引發人體各種疾病。因此，造成人體的亞健康狀態及各種疾病，很多都與體內一氧化氮的調節有關。調理人體的一氧化氮含量使其保持平衡，對於改善、預防相關疾病有著重要作用，特別是心腦血管疾病的治療，在國外已經有很多使用一氧化氮的案例。

　　一氧化氮還作用於中樞神經系統、免疫系統、泌尿及生殖系統等人體各個方面，對人體健康有著至關重要的作用。

　　目前，一氧化氮技術已經成功應用於食品、保健食品及藥品等許多醫藥領域。而一氧化氮的保健方式已經引起全世界的關注，其技術日益

改善、成熟並引導人們健康的生活。希望讀者能從書中瞭解一氧化氮之於養生的相關知識，運用一氧化氮保健方法，延年益壽並創造健康美好的生活。

陳振興

醫師・醫學博士

N itric O xide

第一篇

健康的新發
現——
一氧化氮

化學品中文名稱：一氧化氮
化學品英文名稱：Nitrogen Monoxide
中文名稱 2：氧化氮
英文名稱 2：Nitric Oxide
分子式：NO

　　一氧化氮化學分子式為 NO，無色、無臭氣體，密度 1.3402kg/m³，熔點 163.6℃，沸點 151.8℃，能溶於水、醇和硫酸，在大氣中很容易與氧發生反應，產生具有腐蝕性的氣體——二氧化氮。在標準狀況下，一氧化氮為無色氣體，液態、固態呈藍色。

　　一氧化氮曾經是一個普通的分子，一度被認為是一種沒有用的氣體，甚至被認為是汽車廢氣、環境污染物。直到 20 世紀 80 年代，經過穆拉德、佛契哥特等幾位科學家不斷的探索研究，確定了一氧化氮有益於人體健康的層面，即它作用於人體中含有血管的各個方面。在登上諾貝爾獎的舞臺之後，人們才廣泛認識到，一氧化氮是人體不可缺少的「健康信使」，特別是在人類心腦血管疾病的治療方面，一氧化氮正開啟新的里程碑。

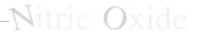

第一章

明星分子的灰姑娘歲月

NO
N=O

　　時間就像一輛永不回頭的列車，240 萬年前出現了猿人，而真正的人類社會只有數千年的歷史。人從自然中來，在相當長的時間裡，人也和自然和諧相處，直到兩百多年以前，英國人詹姆斯·瓦特發明了蒸汽機，人類就此開始了征服自然的過程。

　　一氧化氮雖然在 1992 年被學術界級別最高的《科學》雜誌譽為明星分子，光芒四射，但是在此之前，「廢氣」、「污染」、「爆炸」卻概括了人們在心中對一氧化氮的認知。在上個世紀 80 年代之前，一氧化氮一直被認為是一種大氣污染物，是吸菸、汽車廢氣及垃圾燃燒等釋放出的氣體，可破壞臭氧層導致酸雨。

　　在現代化社會的發展過程中，開採、提煉石油，生產化工原料和製品皆是不可忽視的步驟。在日常生活中，我們到處可見石油或其附屬品的身影，比如汽油、柴油、煤油、潤滑油、瀝青、塑膠、纖維等，都是從石油中提煉出來的。其中，汽油是最常使用的一種石油製品，它的出現催生了龐大的汽車產業，而最重要的污染之一——汽車廢氣也隨之產生。據相關研究分析 2019 年全球疾病負擔、傷害和風險因素的資料，發現空氣汙染是造成過早死亡的最大宗因素，共導致 670 萬人死亡。

　　汽車排放的廢氣由三部分組成：通過排氣管排出的汽缸廢氣，從曲軸箱中洩漏的氣體，以及油箱和汽化器等燃料系統的蒸發氣體。汽車廢氣中的污染物主要有一氧化碳、其他氮氧化物、碳氫化合物、醛及含鉛顆粒。

汽車排出的廢氣中，包括一氧化氮在內的氮氧化物，是非常重要的組成物質。氮氧化物是在汽缸內的大部分氣體中生成，氮氧化物的排放量取決於燃燒溫度、時間和空燃比等因素。在燃燒過程中，排放的氮氧化物 95% 以上都可能是一氧化氮，其餘的是二氧化氮。

　　在汽車的引擎裡，活塞拼命運轉，汽缸裡的汽油熊熊燃燒，汽車尾部冒著黑煙，一氧化氮不斷的飄散在空氣中，又迅速變為二氧化氮。

　　自然界的一氧化氮被人為製造出來，彌漫在空氣中，進入我們的呼吸系統。這種人為製造的一氧化氮，給人類自己帶來了麻煩！雖然人們受一氧化氮毒害的事例尚未發現，但二氧化氮是一種呼吸道刺激性氣體，對人體影響甚大。由於其在水中的溶解度低，不易為上呼吸道吸收而深入下呼吸道和肺部，容易引發支氣管炎、肺水腫等疾病。

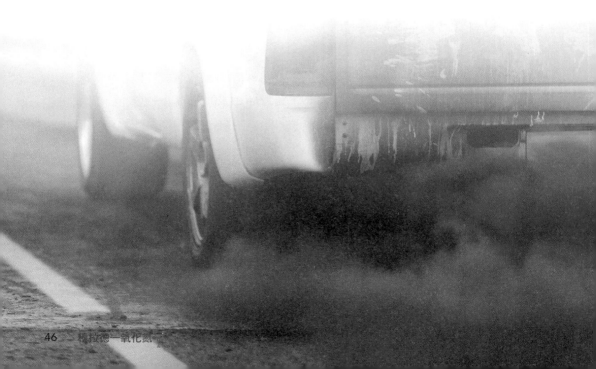

第二章

發現健康信使

Nitric Oxide

NO
N=O

健康信使發現的艱難歷程

1980 年，一位科學家完成了一個精巧設計的實驗，並據此發表了一篇論文。這不是一件多麼重大的事情，但對於一氧化氮來說卻是個轉捩點，雖然這一年，科學界並不知道那種特別的物質就是一氧化氮。

這位美國藥理學家的名字叫做羅伯特‧F‧佛契哥特（Robert F. Furchgott），他在著名的《自然》（*Nature*）雜誌上發表論文，指出乙醯膽鹼（Ach）的舒張血管作用依賴於血管內皮釋放的某種可擴散物質。隨後他們又發現緩激（BK）等多種物質擴張血管的作用，也是遵循類似的機理，並將該物質命名為「血管內皮舒張因子（EDRF）」。

英國著名雜誌《自然》與美國的《科學》（*Science*）並列為世界最權威、最著名的科學雜誌，是自然出版集團（Nature Publishing Group, NPG）的標誌性出版物。自 1869 年創刊以來，始終如一的報導和評論全球科技領域裡最重要的突破。其辦刊宗旨是「將科學發現的重要結果介紹給公眾，讓大眾盡早知道全世界自然知識的每一分鐘取得的所有進展」。《自然》雜誌每週在全世界發行 6 萬份，大約四分之一發行到圖書館和研究機構。

佛契哥特發現有一種物質可以舒張血管，這並不是他的獨到之處，早在 19 世紀 70 年代，人們就發現有機硝酸酯對缺血性心臟病有良好的治療作用，但當時並不瞭解其作用機理。19 世紀末，在諾貝爾以研製

高性能炸藥（TNT）聞名和發跡的同時，人們驚奇的發現，用於治療缺血性心臟病的硝酸甘油（GTN）竟是高性能炸藥的主要活性成分，人們對此困惑不已。

　　既然這種舒張血管的發現並不特別，為什麼佛契哥特的論文會引起科學界的關注呢？原因就在於他用精巧設計的實驗證明了這種物質的存在。

　　表面上看來，佛契哥特的研究與一氧化氮並無直接關聯，而是關於乙醯膽鹼等血管活性物質的作用機理。1953 年，他發表了首篇關於乙醯膽鹼和組織胺導致兔子離體血管收縮的論文，這與當時公認的對整體動物靜脈注射乙醯膽鹼或組織胺會引起血管舒張的觀點恰恰相反。但他堅持自己的實驗重複性良好，且觀察無誤，並在 1955 年發表的《血管平滑肌藥理學》綜述中提出假設，認為猶如腎上腺素能有 α 和 β 兩種受體，血管平滑肌上也同時含有運動性和抑制性兩種膽鹼能受體——現在看來這一結論是錯誤的，然而在當時，這一觀點一直被當作權威而被認可。

　　接下來的問題是，為什麼刺激內皮細胞可引起血管平滑肌舒張？這次似乎是單刀直入，他們首先想到的是，血管內皮細胞受刺激後會釋放某種物質，該種物質擴散至平滑肌並導致其收縮。佛契哥特像是受到某種特殊的啟示，他回憶道：「那天早晨我剛醒來，一個漂亮的實驗設計突然闖入我的腦海。於是我來到實驗室，立即按照這一方案進行了實驗。」實驗結果被撰寫成論文發表於 1980 年的《自然》雜誌上，論文的名字是〈內皮細胞是乙醯膽鹼誘發動脈平滑肌舒張的必需因素〉。

　　值得一提的是，在《自然》雜誌上的這篇文章，當時還沒有明確提出內皮舒張因子，直到 1982 年，他們發表於《美國國家科學院院刊》（PNAS）上的關於緩激內皮依賴性舒張血管作用的論文中，才正式提出「內皮舒張因子」這一名詞。

這篇論文在學術界引起了廣泛關注，吸引了包括加州大學洛杉磯分校的伊格納羅（Louis J. Ignarro）教授在內的許多科學工作者，從事有關內皮舒張因子的研究。內皮舒張因子是一種不穩定的化合物，能被血紅蛋白及超氧負離子自由基消滅。長期研究亞硝基化合物藥理作用的伊格納羅與佛契哥特合作，針對內皮舒張因子的藥理作用以及化學本質進行了一系列實驗，發現內皮舒張因子與一氧化氮及許多亞硝基化合物一樣，能夠啟動可溶性鳥苷酸環化酶（soluble Guanylate Cyclase, sGC），而一氧化氮主要是透過環磷酸鳥苷（cGMP）途徑擴張血管。

穆拉德博士的發現

20 世紀 60 年代，環磷酸鳥苷作為一種天然產物標識在尿中發現，隨後與之相關的酶類，包括其合成的鳥苷酸環化酶，其水解的磷酸二酯酶和被其選擇性的啟動的蛋白激酶，不久之後也相繼被發現。

穆拉德博士於 1970 年結束了在美國國立衛生研究院（NIH）的訓練後，決定將更多的研究精力從環化腺核苷一磷酸（cAMP）轉移到環磷鳥苷，並著力解決兩個問題：

第一，激素類配基如何與它們的受體結合，來調控鳥苷酸環化酶？
第二，其分子偶合事件是什麼？

對受體鳥苷酸環化酶偶聯的瞭解，有助於使用製劑或藥物來增強或抑制激素在某些臨床疾病中的影響。在德州大學醫學院，多年來一直獨立從事硝酸甘油擴張血管作用研究的藥理學家穆拉德博士，早在 1977 年就發現硝基酯類藥物及外源性一氧化氮，均可使環磷酸鳥苷的含量增高。他們甚至提出，硝基酯類藥物可能是透過形成一氧化氮或某種活性

物質，來增加細胞內環磷酸鳥苷的含量，進而使血管擴張和抑制血小板。至此，眾多研究彙聚到一個焦點——硝基類活性物質，發明了「硝基血管擴張劑」。

穆拉德博士早在 20 世紀 70 年代就系統的研究了硝酸甘油及其他具有增強血管活性的作用的有機硝基化合物的藥理作用，發現這些化合物都能使組織內環磷酸鳥苷、環化腺核苷一磷酸等第二信使的濃度升高。這類化合物有一個共同的性質，可以在體內代謝產生一氧化氮。1977年，穆拉德博士發現硝酸甘油等必須代謝為一氧化氮才能發揮擴張血管的作用，由此他認為，一氧化氮可能是一種對血液流通具有調節作用的信使分子，但當時這一推斷還缺少實驗證據。

穆拉德博士在前期工作中發現，在不同組織勻漿中（包括高速離心上清液和勻漿顆粒部分）都能檢測到鳥苷酸環化酶的活性。但在這兩種組織製備中，酶活性的動力學特徵是不同的，最顯著的特徵就是勻漿顆粒部分對基質三磷酸鳥苷（GTP）就活性呈現協同催化動力學，而可溶性鳥苷酸環化酶的活性被證實為典型的米曼氏動力學。這個發現提示，可溶性鳥苷酸環化酶的活性代表一個三磷酸鳥苷的催化位點。儘管推測鳥苷酸環化酶有不同的亞型，但由於粗製備物也含有競爭底物或產物的核苷酸酶、磷酸酶和磷酸二酯酶而無法剔除不可靠的虛假資料，穆拉德花費了整整 12 年的時間純化、驗證、複製（clone）、反應和再驗證這個酶，才澈底解決了這個問題。

通過實驗，穆拉德博士發現某些物質，包括疊氮鈉、亞硝酸鹽和羥胺，能啟動鳥苷酸環化酶。在不同組織，包括氣管平滑肌製備物中，疊氮鈉、亞硝酸鹽和羥胺也能提高環磷鳥苷的含量。這些環磷酸鳥苷含量的提高與平滑肌舒張有關，顯示為直線的劑量應答關係。硝酸甘油，一種從 18 世紀 70 年代起應用於臨床心絞痛的藥物，也可活化可溶性鳥苷酸環化酶；在不同的組織，包括氣管平滑肌中，提高環磷酸鳥苷的含

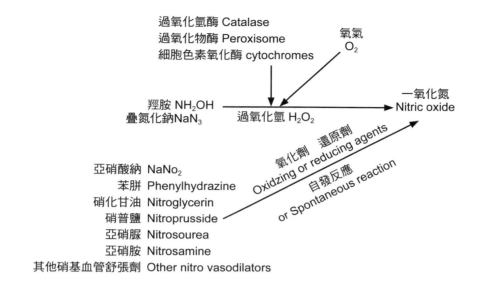

過氧化氫酶 Catalase
過氧化物酶 Peroxisome
細胞色素氧化酶 cytochromes

氧氣 O_2

羥胺 NH_2OH
疊氮化鈉 NaN_3

過氧化氫 H_2O_2

一氧化氮 Nitric oxide

氧化劑　還原劑 Oxidzing or reducing agents
自發反應 or Spontaneous reaction

亞硝酸鈉 $NaNo_2$
苯肼 Phenylhydrazine
硝化甘油 Nitroglycerin
硝普鹽 Nitroprusside
亞硝脲 Nitrosourea
亞硝胺 Nitrosamine
其他硝基血管舒張劑 Other nitro vasodilators

▲ 一氧化氮前體物質（例如硝酸甘油等在體內產生並釋放一氧化氮）。

量，引起平滑肌舒張。

　　穆拉德博士稱這些不斷增長的可溶性鳥苷酸環化酶啟動劑名單中，氣管、腸胃和血管平滑肌的弛緩劑為「硝基血管舒張劑」，確信它們能被轉化為一氧化氮，因為用化學法產生的一氧化氮能啟動所有測試中的可溶性鳥苷酸環化酶製備物。這些一氧化氮前藥物質的作用機制因此確定。

　　穆拉德博士提出了：**一氧化氮能有調控激素和藥物的細胞內信使的作用的假說**。即一個自由基啟動一個酶，且這個自由基是一個內源信使分子。由於被純化的可溶性鳥苷酸環化酶的啟動作用發生在納摩爾濃度下，並且由於一氧化氮及其氧化產物亞硝酸鹽和硝酸鹽的測定法不敏感，在一氧化氮分析測定的新技術發展後的七八年，這個當年遭到學術

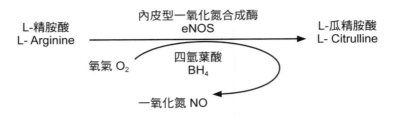

L-精胺酸
L- Arginine

內皮型一氧化氮合成酶
eNOS

L-瓜精胺酸
L- Citrulline

氧氣 O_2

四氫葉酸
BH_4

一氧化氮 NO

▲ 酶生性一氧化氮產生機理（L-精胺酸在內皮型一氧化氮合酶的作用下生成L-瓜胺酸並釋放一氧化氮。）

界懷疑的假說才被決定性的證實和接受。

　　穆拉德博士表示，**人體內的一氧化氮有兩個來源：一為非酶生性，來自體表或者攝入的無機氮的化學降解與轉化；一為酶生性，由一氧化氮合酶催化 L- 精胺酸脫胍基所產生。**非酶生性的一氧化氮，大部分來自硝基血管舒張劑家族，包括硝普鹽、有機或無機亞硝酸鹽和硝酸鹽、亞硝胺、氮芥、聯氨等。比如有名的硝酸甘油和硝普鈉的擴張血管、治療心臟病的功能，都是透過非酶生性產生的一氧化氮起作用的。酶生性的一氧化氮，來自於一氧化氮的前體物質，例如精胺酸。攝入人體的富含精胺酸的食物，在體內通過酶生性產生一氧化氮並發揮其生理功能。

　　穆拉德博士的研究闡明了，一氧化氮在體內擴張血管的作用機制，而且也為新型的藥物和化妝品研發開闢了一條道路。穆拉德博士所參與的生物科技公司所應用的技術，是一種能夠產生一氧化氮的組合，分別為胺劑和酸劑。其中，胺劑為亞硝酸鹽或富含亞硝酸鹽的植物萃取物，酸劑為維生素 C、檸檬酸等足夠強度的有機或者無機酸。使用時，先清潔皮膚，塗抹適量的胺劑化妝品，再塗抹酸劑化妝品，兩者緩慢反應釋放出一氧化氮，滲入皮膚，提高微血管血流量，促進膠原蛋白的合成，從而改善膚質和傷口癒合等功效。

　　值得一提的是，早在 19 世紀末，德國學者格里斯（Griess）就研

究和發表了亞硝酸鹽的檢測方法，但當時對其與一氧化氮的關係並不瞭解。由於亞硝酸鹽是一氧化氮在水溶液中進行氧化代謝的最終產物而相對穩定，改良後的格里斯法至今仍是實驗室間接檢測一氧化氮含量最簡單、最常用的方法之一。

名師出高徒，諾獎科技薪火相傳

穆拉德博士的弟弟，吐爾洪‧穆拉德非常肯定的講述穆拉德博士與諾貝爾獎的故事。他說，在 1970 年的一個晚飯後，他的大哥斐里德‧穆拉德以及他大哥的朋友艾爾‧吉爾曼討論如何才能獲得諾貝爾生理醫學獎。

這次談話在當時似乎是荒謬的，事後認為也是不能實現的。然而吉爾曼透過堅持不懈的研究，在 1998 年獲得了諾貝爾生理醫學獎。而穆拉德在隨後的 4 年中，也因為發現一氧化氮對血管擴張的影響，發現了醫學上許多重大的突破，其中包括威而剛的產生。

作為一個氣體小分子，一氧化氮被發現是細胞訊號分子，使細胞交流學的研究進入了新的時期。細胞是生物體的結構和功能單位，有機體的生理功能和一切生命現象都是以細胞為基礎資料表達的。人類的遺傳、生長發育、生理機能變化都與細胞密切相關。細胞代謝是人類生命活動的基礎，包括物質代謝、能量代謝和資訊代謝三個方面。細胞間交流是維持多細胞機體生長、發育和

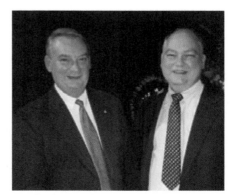

斐里德‧穆拉德博士（左）與他的弟弟吐爾洪‧穆拉德博士（右）。

分化的先決條件。

在正常細胞之間存在著廣泛的細胞交流，生物體的新陳代謝和生長發育主要是受遺傳資訊與環境變化資訊的調節控制，生物體感知外界環境的刺激並對其做出反應就是細胞交流學，激素和神經遞質等都是細胞之間進行交流的工具。

從最初的宏觀動物整體到器官、到細胞、再到現在的分子基礎，細胞交流學的認識水準不斷提高和深入。在這個過程中，有很多極大的知識擴充和人們認知的改變，並誕生了一系列的諾貝爾獎。

只有通過瞭解細胞跟細胞之間怎麼交流，才能解決人類的生命之謎。那麼，細胞是用什麼樣的細胞和細胞之間怎麼溝通？溝通好了以後，訊息又是怎麼運作的呢？

細胞交流的第一信使——激素
—— 巴夫洛夫（1904 年諾貝爾生理醫學獎得主）

19 世紀末期，巴夫洛夫對消化生理進行研究，發現神經系統在調節整個消化過程中的主導作用。他還發現，分布在胃壁上的第十對腦神經迷走神經與胃液的分泌有關。味覺器官感受到了食物刺激，便會通過神經傳給大腦，再通過大腦傳給迷走神經讓胃液分泌。這就是條件「反射學說」。

巴夫洛夫因在消化生理學方面的出色成果而榮獲 1904 年諾貝爾生理醫學獎，成為世界上第一個獲得諾貝爾獎的生理學

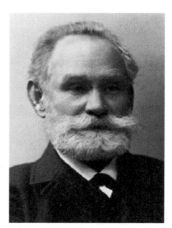

1904年諾貝爾生理醫學獎得主——巴夫洛夫。

家，也是第一個獲得這個榮譽的俄國科學家。

胰島素（激素）的發現
—— 班廷和麥克勞德（1923 年諾貝爾生理醫學獎得主）

巴夫洛夫發現在狗進食後，胃便開足馬力把食物磨碎。當食物進入小腸時，胃後面的胰腺馬上會分泌出胰液並立刻送到小腸，和磨碎的食物混合起來，進行消化活動。那麼，胰腺是怎樣得

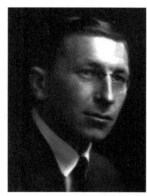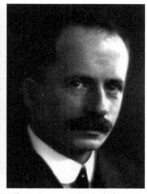

1923年諾貝爾生理學和醫學獎得主——班廷（左）和麥克勞德（右）。

到食物到達小腸的消息呢？巴夫洛克還發現，如果把鹽酸放進狗的十二指腸，可以引起胰液分泌明顯增加。他認為，這個現象是由於神經反射造成的。可是，實驗中切除神經以後，進入十二指腸的鹽酸照樣能使胰液分泌增加。巴夫洛夫認為，這是因為神經沒有去除乾淨。

年輕的英國生理學家斯塔林在 1900 年，以嶄新的思想方法設計了實驗，即把一條狗的十二指腸黏膜刮下來，過濾後注射給另一條狗，結果這條狗的胰液分泌量明顯增加。又經過兩年實驗，1902 年他終於和貝利斯一起證實了胰泌素（secretin）的存在。當酸性食糜進入十二指腸，腸黏膜細胞即分泌胰泌素，通過血液的運送促使胰腺分泌更多的胰液。就這樣，20 世紀初期，英國科學家貝爾斯和斯塔林首先在小腸黏膜提取液中發現了胰泌素，率先提出了激素的概念。激素通過體液運送到特定作用部位，從而引起生物學效應。

胰泌素是內分泌學史上一個偉大的發現。它不僅使人類發現了一個

新的化學物質，而且發現了調節機體功能的一個新概念、新領域，動搖了機體完全由神經調節的思想。它指出，除神經系統外，機體還存在著一個通過化學物質的傳遞來調節遠處器官活動的方式，即體液調節。

自從 1902 年貝利斯和斯塔林發現第一種激素以後，世界上出現了一個尋找激素的熱潮，並由此揭開了人類探索激素這類微量物質的序幕。在這股熱潮中，最引人矚目的成果是 1920 年，加拿大生理學家班廷在多倫多大學的英籍生理學家麥克勞德的幫助和支持下，與另外兩位助手一起對胰島素進行了提取、鑒定和製備。班廷和麥克勞德「因為發現胰島素」而榮獲 1923 年諾貝爾生理學醫學獎。隨後的 50 年，大量的激素被發現和鑒定，但是這些研究大多集中在動物整體的層面，很多是在器官層面，而在細胞層面的甚少。

從激素到第二信使
—— 柯里夫婦（1947 年諾貝爾生理醫學獎得主，穆拉德博士的老師的老師）

醣代謝主要的任務，就是要提供生命所需要的一切能量來源，一個生物要讓肌肉有絲毫的移動，都相對著相對量醣的氧化反應。醣代謝扮演這麼重要的角色，當然是代謝反應中迫切想要瞭解的分支。最早在 1928 年時，法國的生理學家貝爾納發現在肝和肌肉中，有一種像是澱粉的物質，他稱作是「肝醣」。每一個肝醣分子都包含了大量的葡

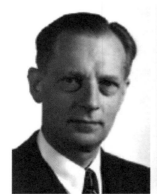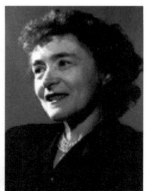

1947年諾貝爾生理醫學獎得主——柯里夫婦。

萄糖分子,這些小單位聚集儲藏起來,直到需要的時候才會再被分解。用這種方式,就算是飲食攝取的醣不平均的時候,葡萄糖仍可以使血糖量維持定,但是還不太清楚在肝醣及葡萄糖之間轉換的模式。

　　卡爾‧柯里和格蒂‧柯里夫婦是著名的科學家,兩人皆生於布拉格,兩人皆在 1920 年拿到醫學院博士學位。他們兩人在 1920 年結婚,並在 1922 年搬到美國水牛城工作。之後當他們搬到聖路易時,柯里夫人正式加入丈夫的研究工作。他們在 1947 年拿到諾貝爾獎,此時兩人都被聘請為美國華盛頓醫學大學的生化教授。柯里夫婦到美國時,他們最先研究的是在動物體內胰島素和腎上腺素的影響,他們對醣代謝的研究經由從完整的動物體分離出組織,之後又從組織中提取出酶。

　　在 20 世紀 30 年代,柯里夫婦發現,肝醣的分解受到激素的調控,闡明了將肝醣代謝成葡萄糖的生物學過程,弄清了其中涉及的酶和中間代謝產物。也就是說,他們發現了將肝醣代謝成葡萄糖的途徑,說明了肝醣和葡萄糖之間的酶反應關係,並闡述這些反應是如何受到體內生理因素的控制。柯里夫婦在 1947 年因為研究肝醣代謝而獲得諾貝爾獎。20 世紀 40 年代,柯里實驗室開始研究激素對肝醣分解的影響,發現腎上腺素和升糖素可以促進肝醣分解,但是具體機制不詳。

環磷酸腺苷
——修達蘭博士(1971 年諾貝爾生理醫學獎得主,穆拉德博士的老師)

　　1947 年,修達蘭來到了柯里夫婦的實驗室,進一步研究肝醣代謝的酶促反應,發現這個肝醣分解過程中的限速酶——磷酸化酶,是腎上腺素和胰高血糖素的作用靶點。他發現腎上腺素促進肝醣分解是通過調節磷酸化酶活性來實現的。在細胞中發現了一種磷酸化酶,可使肝醣分解過程中的關鍵酶磷酸化而啟動來促進肝醣的分解。磷酸化酶存在

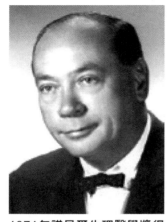

1971年諾貝爾生理醫學獎得主——修達蘭。

兩種形式，一種是活性形式，一種是非活性形式，兩者的差別是磷酸基團：帶磷酸的有活性，沒有磷酸的沒有活性。這一結果說明，腎上腺素通過促進磷酸化反應來引起肝醣分解。腎上腺素增加「熱穩定因子」——環磷酸腺苷產生，環磷酸腺苷增強磷酸化酶活性。這意味著——發現細胞間第二信使。修達蘭因此在 1971 年獲得諾貝爾獎。

在這個例子中，腎上腺素是第一信使。第一信使進入細胞，會產生細胞內第二信使——環磷酸腺苷。20 世紀 60 年代，修達蘭的學生就此展開了相關研究。阿爾弗雷德·吉爾曼是穆拉德的好朋友，他比穆拉德博士晚了 4 年修讀博士。吉爾曼的研究集中在腎上腺素對第二信使環磷酸腺苷對酶的調控，他與馬丁·羅德貝爾共同發現了三磷酸鳥苷結合蛋白（G 蛋白）。

一氧化氮
—— 穆拉德博士（1998 年諾貝爾生理醫學獎得主）

在環磷酸腺苷發現不久，穆拉德進入了修達蘭的實驗室，認識到第二信使在激素的資訊傳遞系統中的重要作用。於是，他開始研究一種新第二信使——環磷酸鳥苷對酶的調控，發現了環磷酸鳥苷在細胞內是如何產生，以及其所擁有的強大生理作用。

早在 19 世紀 70 年代，人們就發現有機硝酸酯對心絞痛或心臟疼痛、缺血性心臟病有良好的治療作用，但當時並不瞭解其作用機理。在

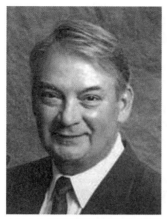
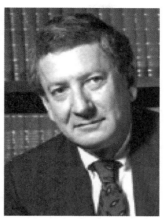

1998年諾貝爾生理醫學獎得
主——斐里德・穆拉德。

1994年諾貝爾生理醫學獎得
主——吉爾曼。

美國維吉尼亞大學，多年來一直獨立從事硝酸甘油擴張血管作用研究的
藥理學家穆拉德，在 1977 年就發現，硝基酯類藥物就是通過形成一氧
化氮提高細胞內環磷酸鳥苷，進而使血管擴張。穆拉德博士隨後進行了
一系列的深入研究。特別是他發現了一氧化氮這個神奇的訊號分子，是
如何促進生成環磷酸鳥苷以及如何影響心血管的。吉爾曼和穆拉德兩人
分別在 1994 年、1998 年獲得諾貝爾獎。

　　1953 年，修達蘭開始在凱斯西儲大學擔任醫學系和藥理系的教授
和主任，繼續研究腎上腺素調節磷酸化酶的機理。1956 年，希歐多
爾・拉爾（Theodore Rally）作為博士研究生來到修達蘭實驗室之後，
相關的研究獲得了突破性進展，後來與修達蘭成立了聯合實驗室。

　　1963 年，環磷酸鳥苷作為一種天然產物標識在尿中發現，相關酶
類包括鳥苷酸環化酶作用於環磷酸鳥苷的合成，磷酸二酯酶水解環磷酸
鳥苷和選擇性的被環磷酸鳥苷啟動的蛋白激酶，在 60 年代後期至 70 年
代早期均被報導。1957 年，修達蘭實驗室的研究人員發現，環磷酸腺

苷作為第二信使調控腎上腺素和胰高血糖素的分解肝醣效應。在 20 世紀 60 年代末和 70 年代初期，穆拉德也開始了環磷酸鳥苷的研究工作。

在當時，研究環磷酸鳥苷的人，遠比研究環磷酸腺苷的人少得多。穆拉德在博士研究生階段主要研究兒茶酚胺類對環磷酸腺苷合成的效應，以及查明這些效應是否通過腎上腺素性 α 或 β 受體介導，發現了膽鹼酯由受體引導，可以抑制腺苷酸環化酶的活性。1970 年，穆拉德博士完成了臨床訓練和實習，開始了在維吉尼亞大學的獨立研究，他的研究方向從環磷酸腺苷逐步轉移到環磷酸鳥苷。疊氮化物、羥胺和亞硝酸鹽不僅可以啟動無細胞提取物中的鳥苷酸環化酶，還可以增加很多完整組織，和包括腦、肝和一些培養細胞等在內的細胞環磷酸鳥苷含量的提高。在穆拉德實驗室裡，來自日本的 Shoji Katsuki 博士建立了小牛的肺部氣管平滑肌系統，用來檢測環磷酸腺苷和環磷酸鳥苷對平滑肌的作用。這套系統取得很大的成功，並應用於不同組織，由此建立了一個非常好的實驗平臺。

在不同組織，包括氣管平滑肌製備物中，疊氮化物、亞硝酸鹽和羥胺也能提高環磷酸鳥苷含量。這些環磷酸鳥苷的提高與平滑肌舒張有關，顯示為直線的劑量應答關係。硝酸甘油，一個從 18 世紀 70 年代起，臨床用於心絞痛的藥物，也活化可溶性鳥苷酸環化酶；在不同組織，包括氣管平滑肌中，提高環磷酸鳥苷水準，引起平滑肌舒張。硝普鈉，另一個平滑肌弛緩劑，也有類似效果。可溶性鳥苷酸環化酶啟動劑名單不斷增加，這些啟動劑也是氣管、腸胃和血管平滑肌的弛緩劑，被稱為「硝基血管舒張劑」，確信它們能被轉化為一氧化氮。由於這些激素和藥物能夠增加來自內源性前體物的產量，因而提出了一氧化氮能起到調控激素和藥物細胞內信使功能的假說，即一個自由基啟動一個酶，且這個自由基是一個內源信使分子的假說。前文提到，由於被純化的可溶性鳥苷酸環化酶的啟動作用發生在納摩爾濃度，加上由於一氧化氮及

其氧化產物亞硝酸鹽和硝酸鹽的測定法不敏感，隨著一氧化氮分析測定的新技術發展的七八年後，這個當年遭到學術界懷疑的假設，才終於獲得證實和接受。

細胞交流學的傳承

柯里夫婦在 1947 年因為研究肝醣代謝而獲得諾貝爾獎。他們發現了將肝醣代謝成葡萄糖的途徑，指出了肝醣和葡萄糖之間的轉換受到酶的調控。

柯里夫婦的學生修達蘭，進一步研究肝醣代謝的酶促反應，發現在這個轉換過程中，酶受到腎上腺素的調控，激素在人體中增加了環磷酸腺苷的形成，因此修達蘭在 1971 年獲得諾貝爾獎。

第一信使的資訊在到達細胞後，會產生第二信使。修達蘭的學生吉爾曼的研究集中在腎上腺素發揮作用的第二信使——環磷酸腺苷對酶的調控，發現了 G 蛋白。修達蘭的學生穆拉德研究集中在腎上腺素發揮作用的一種新第二信使——環磷酸鳥苷對酶的調控，發現了環磷酸鳥苷在細胞內是如何產生以及其強大的生理作用。特別是他發現了一氧化氮這個神奇的訊號分子，是如何促進生成環磷酸鳥苷以及如何影響心血管。吉爾曼和穆拉德兩人分別在 1994 年及 1998 年獲得諾貝爾獎。

如今傳承的第六代，穆拉德的學生陳振興醫師，霍普金斯大學的醫學博士，則致力於一氧化氮的產生理論和應用技術研究。2010 年，為中國的醫學發展和人民健康，陳振興博士攜手穆拉德博士，把一氧化氮的產生理論和應用技術帶進中國，為這個學術傳承續寫了新的篇章。他的中國學生有 140 多人，在世界各地從事研究工作。

從巴夫洛夫到穆拉德，薪火傳承，歷經了一個多世紀的時光，特別是柯里夫婦實驗室產生了六位諾貝爾獎得主，可以看出一個學術研究傳

細胞交流學家族圖譜

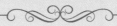

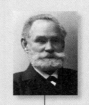

1904年諾貝爾生理醫學獎得主——
巴夫洛夫

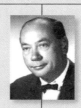

1923年諾貝爾生理醫學獎得主——
班廷和麥克勞德

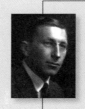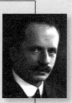

1947年諾貝爾生理醫學獎得主——
柯里夫婦（穆拉德博士的老師的老師）

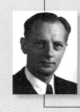

1971年諾貝爾生理醫學獎得主——
修達蘭博士（穆拉德博士的老師）

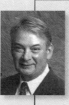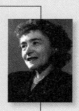

1998年諾貝爾
生理醫學獎得主——
穆拉德博士

1994年諾貝爾
生理醫學獎得主——
吉爾曼教授

美國約翰‧霍普金斯大學
醫學博士——
陳振興醫師 醫學博士

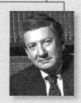

統的建立和其脈絡，諾貝爾獎的獲得不是偶然的，而是一種必然。

獲得諾貝爾獎

一氧化氮被著名的《科學》雜誌評選為「年度分子」後不久，穆拉德和佛契哥特在 1996 年共同獲得美國醫學業內的大獎——拉斯克醫學獎。拉斯克醫學獎被譽為「美國諾貝爾」，有 76 位獲拉斯克醫學獎的科學家，後來都獲得了諾貝爾獎。

因此，1998 年 12 月 10 日，在諾貝爾逝世週年紀念日那天，諾貝爾基金會和斯德哥爾摩瑞典卡洛琳斯卡醫學院決定把 1998 年的諾貝爾生理醫學獎，授予發現了關於一氧化氮作為訊號分子存在於心血管系統中的穆拉德、佛契哥特及伊格納羅這三名美國科學家，這個結果並不稀奇。

獲獎後，諾貝爾委員會說：「瑞典的諾貝爾獎委員會很樂意把這個獎頒給一氧化氮對心血管的作用這個研究領域。眾所周知，如果諾貝爾本人預知他們的獎項，也許會服用硝酸甘油進而延長壽命。」

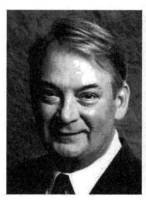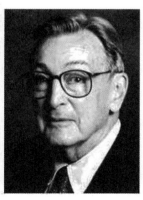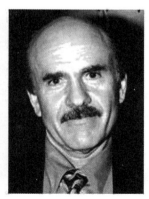

▲ 1998年諾貝爾生理醫學獎獲得者：斐里德·穆拉德（左）、羅伯特·F. 佛契哥特（中）、路易士·J. 伊格納羅（右）。

諾貝爾之死

阿爾弗雷德‧伯納德‧諾貝爾
（Alfred Bernhard Nobel, 1833.10.21～
1896.12.10）是瑞典化學家、工程師、
發明家、軍工裝備製造商和炸藥的發
明者。他曾擁有波佛斯（Bofors）軍
工廠，主要生產軍火，還曾擁有一座
鋼鐵廠。在他的遺囑中，他利用他的
巨大財富創立了諾貝爾獎，各種諾貝
爾獎項均以他的名字命名。人造元素
鍩（Nobelium）就是以諾貝爾的名字
命名。

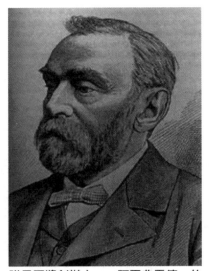

諾貝爾獎創辦人——阿爾弗雷德‧伯
納德‧諾貝爾。

諾貝爾的一生有很多發明創造，他為科學技術作出了舉世矚目的貢
獻，給人類帶來了巨大財富。其中，有一個具有戲劇性的發明與一氧化
氮有關。1864 年，諾貝爾發現極易揮發、爆炸性極強的硝酸甘油經矽
藻土吸附後，其穩定性會大幅增加。他根據這一發現，成功研製出安全
炸藥。安全炸藥的工業化生產為諾貝爾帶來了巨大的榮譽和財富，使他
得以創立世界科學界的最高獎項——諾貝爾獎。

諾貝爾晚年患有嚴重的心臟病，醫生建議他服用硝酸甘油，但被諾
貝爾拒絕了，因為早在研製炸藥的過程中，諾貝爾就發現吸入過量的硝
酸甘油蒸氣會引起劇烈的血管性頭痛。1896 年，諾貝爾心臟病發作逝
世。如果他當時聽從醫生的建議，及時服用硝酸甘油，他也許可以活更
長時間，為人類創造更多財富。

硝酸甘油可以有效的緩解心絞痛，但它的作用機制困擾了醫學家、
藥理學家百餘年，直到 20 世紀 80 年代，才因為穆拉德、佛契哥特及伊

格納羅這三位美國藥理學家出色的工作而得以解決：**硝酸甘油及其他有機硝酸酯通過釋放一氧化氮氣體而舒張血管平滑肌，從而擴張血管。**

人體中的健康信使

現在廣為人知的是，一氧化氮在人體內有著信使分子的作用。人體內生成的一氧化氮小分子，可以穿透任何細胞到達任何組織，使資訊從人體某一部分傳到其他部分，行使著傳輸訊號的功能。

一氧化氮幫助控制血液流向人體的各個部位，使血管擴張，避免血管內出現血流速度變緩的現象；保持血管清潔、暢通，維持正常血壓，有效減輕心臟負擔。此外，**一氧化氮還是對付細菌、病毒以及血液垃圾的有效武器，能夠殺死多種病原體，從而良好的保護人體健康。**因此，一氧化氮是人體內不可缺少的「健康信使」，也是人體健康的重要元素。

血管內皮舒張因子

一氧化氮在體內的合成，是精胺酸在一氧化氮合酶（Nitric Oxide Synthase, NOS）的作用下合成一氧化氮，同時產生瓜胺酸。一氧化氮合酶大致分為三類：**內皮型、神經型和誘導型。**

內皮型和神經型一氧化氮合酶為組成酶，在正常生理條件下存在；誘導型一氧化氮合酶為誘導酶，在特殊條件下經誘導才會產生。在內皮中產生的一氧化氮，作為一個內皮舒張因子，其主要作用是使血管舒張，降低血管阻力，降血壓，抑制血小板黏附和凝聚，抑制白血球黏附和遊走，降低平滑肌增殖，防止動脈粥狀硬化和血栓形成。

在外周神經和大腦中產生的一氧化氮，作為腎上腺素和膽鹼以外的

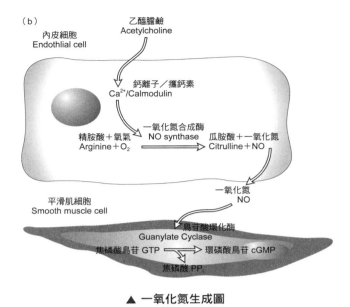

（b）

乙醯膽鹼
Acetylcholine

內皮細胞
Endothlial cell

鈣離子／攜鈣素
Ca²⁺/Calmodulin

一氧化氮合成酶
精胺酸＋氧氣　　NO synthase　　瓜胺酸＋一氧化氮
Arginine＋O₂　　　　　　　　　Citrulline＋NO

一氧化氮
NO

平滑肌細胞
Smooth muscle cell

鳥苷酸環化酶
Guanylate Cyclase
焦磷酸鳥苷 GTP　　　環磷酸鳥苷 cGMP
焦磷酸 PPᵢ

▲ 一氧化氮生成圖

神經遞質，在血管、海綿體、胃腸道、泌尿道、氣管肌、肛尾肌等外周
輸出神經抑制反應中，有非常重要的作用。

　　由誘導型一氧化氮合酶（iNOS）合成的一氧化氮，通過多條途徑
調節炎症，在調控免疫反應中有很重要的作用。一氧化氮對細菌、真
菌、寄生蟲、腫瘤細胞有殺傷作用。同時，感染和類風濕性關節炎後的
很多病理過程，包括休克、組織損傷、細胞凋亡等，都與一氧化氮的過
量表達產生有毒的過氧亞硝酸根離子有關。

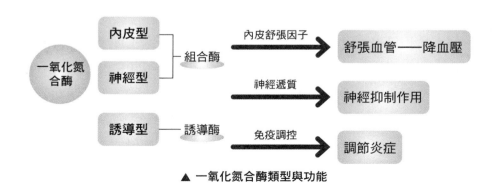

▲ 一氧化氮合酶類型與功能

一氧化氮的生理作用

NO
N＝O

目前醫學已經證明，一氧化氮對心腦血管的主要生理功能有包括血管舒張，阻止血小板凝聚等方面。血管內皮細胞受化學物質如乙醯膽鹼或緩激肽（Bradykinin）等的刺激，導致細胞膜上的鈣離子通道開放，細胞內鈣離子的濃度升高，通過攜鈣素（CaM）啟動一氧化氮合酶，由精胺酸產生一氧化氮，一氧化氮穿過內皮細胞膜擴散到周圍的平滑肌細胞中，啟動鳥苷酸環化酶，產生環磷酸鳥苷，從而導致平滑肌鬆弛。

調節血管張力

一氧化氮可以減少動脈對非腎上腺素刺激的反應，能引起血管擴張，還可以通過調節內皮血管收縮和生長因子的反應而調節血管張力。

調節心肌收縮性

許多體內與離體實驗表明，一氧化氮對心肌收縮功能具有抑制作用。科學家研究發現，給豚鼠腹腔注射內毒素，4 小時後取出心臟，測定其單個細胞的收縮性，發現心肌細胞的收縮性下降。這種作用可被一氧化氮合酶抑制劑 N- 硝基 -L- 精胺酸甲酯（L-NAME）所逆轉，提示脂多醣啟動誘導型一氧化氮合酶產生一氧化氮，從而抑制心肌收縮。另外，科學家給正常的豚鼠離體心室肌細胞直接應用一氧化氮及一氧化氮

供體硝普鈉，也出現了心肌細胞收縮功能減退的現象，直接證明了一氧化氮對心肌收縮功能的抑制作用。

調節內皮的抗血栓作用

　　近年來一些研究認為，一氧化氮是一種有效的血小板抑制劑。內皮損傷促進血小板黏附和聚集，一氧化氮可以抑制血小板的該項反應。內皮表面的抗血栓作用在很大程度上，取決於一氧化氮和前列環素的協同作用。有報導稱，一氧化氮和前列環素對血小板有協同的抗聚集作用，可減少或抑制局部血管痙攣以及血栓形成。

調節嗜中性粒細胞與內皮細胞的相互作用和血管的滲透性

　　體內的一氧化氮可以抑制多種血液成分聚集黏附於血管內皮。一氧化氮合酶抑制劑可以促進嗜中性粒細胞的黏附和遷移，導致微血管的滲透性迅速增強，血管白蛋白的洩漏增加，從而表現為急性炎症。

　　一氧化氮對嗜中性粒細胞的抗黏附作用，與一氧化氮和超氧負離子自由基的相互作用有關。一氧化氮的生成若受到阻礙，超氧負離子（O_2^-）就會活化柱細胞，引起去顆粒作用，從而誘導急性炎症。嗜中性粒細胞黏附是動脈粥狀硬化的早期因素。研究表明，一氧化氮通過干擾白血球黏附分子的活性或抑制其反應，而防止動脈粥狀硬化的形成。

調節細胞的增生作用

一氧化氮可透過以下六種機制抑制細胞增生：

　　①透過核糖核苷酸還原酶上的活性部位與酪醯基的相互作用，使

酶失活而抑制核酸的合成。

② 透過與細胞色素血紅素輔基的相互作用，影響電子的轉移。

③ 透過預警 3- 磷酸甘油醛脫氫酶而損害糖解作用。

④ 減少嗜中性粒細胞與內皮細胞的相互作用。

⑤ 抑制血小板的黏附、分泌和聚集。

⑥ 增加細胞內環磷酸鳥苷的含量。

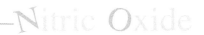

第四章

向心腦血管疾病說 NO

一氧化氮的發現與應用的意義

根據世界衛生組織（WHO）粗估，2019 年全世界死於心腦血管疾病的人約有 1790 萬，占總死亡人數三成以上。一直以來，人們認為心腦血管疾病在西方國家的發病率高，但是現在在亞洲也正在增加。

自 1990 年以來，心腦血管疾病已成為每年美國人體健康的第一殺手。心腦血管疾病每年奪去的生命數量，相當於位列其後的 7 種疾病導致的死亡人數之總和。以中國為例，心腦血管疾病患者已超過 3.3 億人，2020 年因心腦血管疾病死亡的人數為 457 萬，占總死亡人數的 44%，每天大約有 1.25 萬人死於心腦血管疾病，大約每小時死亡 520 人。

2010 年，國際研究人員在北京提出的證據，透過對 50 萬亞洲人口的研究表明：心腦血管疾病開始對中國及其他亞洲國家的健康和財富構成嚴重影響，並且許多亞洲人會在壯年就受到心臟病及腦中風的威脅！亞洲的心臟病患者要比西方年輕得多。

心腦血管疾病是一種嚴重威脅人類、特別是中老年人健康的常見疾病。即使應用目前最先進、最完善的治療方式，仍有 50% 以上的腦血管意外倖存者，生活不能完全自理。心腦血管疾病具有**發病率高、死亡率高、致殘率高、復發率高、併發症多，「四高一多」**的特點。

心血管疾病包括高血壓、冠心病、心肌梗塞、心絞痛等；腦血管疾

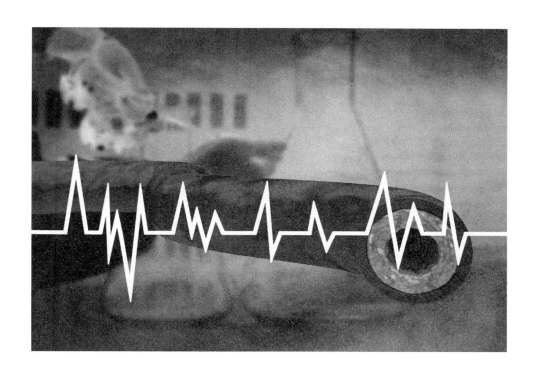

病包括腦梗塞、腦栓塞和腦出血等疾病。心腦血管疾病都是由動脈硬化、高血壓、高血脂、高血糖、高黏血症及微循環障礙所引起的。經研究發現，一氧化氮可以有保持血管清潔、預防中風、穩定血壓的效果。一氧化氮能促進全身的血液循環，預防動脈老化僵硬，降低血液的黏稠度，減少血塊血栓的形成，恢復血管彈性，降低血壓，加強心臟功能，因而能夠有效防治心血管疾病。

　　一氧化氮技術的應用，可以有效改善心腦血管發病的狀況，特別是可以透過一氧化氮的保健方式來預防心腦血管疾病的病發。「一氧化氮療法」作為一種更加安全可靠的治療手段，廣受世界各地的好評。一些病例表明，一氧化氮療法已經使很多人精力充沛，身體強健，膽固醇含量接近正常。此外，一氧化氮還能有效預防中風。

諾貝爾委員會於 1998 年把諾貝爾生理醫學獎授予在一氧化氮上有突破性的研究。委員會發布的新聞，體現了一氧化氮這種「明星分子」的重要意義。美國心臟學會認為，穆拉德實驗室發現的一氧化氮是上個世紀最偉大的發現之一。

接下來，我們將從一氧化氮對在不同方面對人體健康可起到的影響作用，逐一說明。

心臟

動脈硬化症患者，其內皮細胞一氧化氮的產生能力下降。然而，一氧化氮可由硝化甘油所供給。當前，藥物發明的重點在於應用資訊分子一氧化氮的知識，研製出更有效和更有選擇性的治療心臟病藥物。

肺

透過吸入一氧化氮氣體可以治療肺重症，並且取得很好的效果，甚至可以挽救患者的生命。例如，透過使用一氧化氮可以降低高危新生兒的肺動脈壓，但由於高濃度的一氧化氮可能具有毒性，所以劑量是至關重要的。

癌

白血球利用一氧化氮不僅可以殺死一系列細菌、真菌、黴漿菌等病原體，而且對腫瘤也有對抗作用。由於一氧化氮能誘導細胞的凋亡過程，目前科學家們正在試驗，一氧化氮能否用於抑制腫瘤的生長。

性功能減退

一氧化氮通過舒張勃起組織內的血管而使陰莖勃起。這方面的知識已經被用來研製治療陽痿的新藥。根據這一原理，美國輝瑞（Pfizer）製藥公司研製出了藥品昔多芬，即「威而剛」（Viagra）。昔多芬可抑制環磷酸鳥苷的酶促水解，防止由一氧化氮引發的細胞內環磷酸鳥苷訊號快速消失，從而維持血管平滑肌的細胞舒張，增加血流量。威而剛對心臟病有一定療效，尤其對陽痿有特效。

診斷分析

透過對肺、小腸內一氧化氮含量的分析，能明確炎症疾病，可用於診斷哮喘、結腸炎和其他疾病。

其他功能

一氧化氮對嗅覺具有重要作用，有助於識別不同的氣味。此外，對記憶力也有很重要的作用。

由於一氧化氮使用途徑的不同以及科學技術的盲區，20 世紀的人們從不認為它對人體有益。可以說，一氧化氮的益處最先是通過哲學的角度，也就是事物的辯證論方式提出的，即任何事物都有它的兩面性，有害和有益是相對的。而後，再通假設的方式推演，最終由科學來證明。

現在，人們廣為認知的是，一氧化氮在人體內有擔任信使分子的作用，人體內生成的一氧化氮小分子，可以穿透任何細胞到達任何組織，

使資訊從人體某一部分傳到其他部分，行使傳輸訊號的功能。一氧化氮幫助控制血液流向人體的各個部位，使血管擴張，避免血管內出現血流速度變緩的現象，保持血管清潔、暢通，維持正常血壓，有效減輕心臟負擔。

一氧化氮也是對付細菌、病毒以及血液垃圾的有效武器，能夠殺死多種病原體，從而保護人體健康，是人體內不可缺少的「健康信使」，人體健康的重要元素。

此外，一氧化氮可以調節全身的血管系統和血液循環系統。當內皮要向肌肉發出放鬆指令以促進血液流通時，它就會產生一些一氧化氮分子。這些分子很小，能很容易的穿過細胞膜。血管周圍的平滑肌細胞接收訊號後，舒張使血管擴張。一氧化氮以此來調節全身的血管系統和血液循環系統，將含氧的血液輸送到組織和器官當中，讓血壓保持平衡，營養組織。

一氧化氮也能在神經系統的細胞中發揮作用。它對周圍神經末梢有一定的作用。大腦通過周圍神經發出資訊，向會陰部的血管提供相對的一氧化氮，引起血管的擴張，增加血流量，從而增強勃起功能。在某些情況下，勃起無力是由於神經末梢產生的一氧化氮較少所致。「威而剛」能擴大一氧化氮的效能，從而增強勃起功能。

免疫系統產生的一氧化氮分子，不僅能抗擊侵入人體的微生物，而且還能在一定程度上阻止癌細胞的繁殖以及腫瘤細胞擴散。

第二篇

微觀健康的
源頭淨化

如果説，人體內有一條可以繞地球兩圈半的通道，大家一定會很吃驚！事實上，果真如此。我們就是依靠血管這條悠長的通道以及在其內流動的血液來維持生命的。

　　血液是一條神奇的、奔騰不息的河流，是維持生命的基礎，它一刻不停的在血管中輸送氧氣和營養物質，同時也把身體產生的廢物和垃圾排出體外，如此循環往復，貫穿生命的始終。

　　血液和血管就是生命健康的源頭。那麼，血液能夠始終順暢的流動嗎？血管老化會對健康造成什麼影響？健康的根本是什麼？讓我們走進生命與健康的源頭，去尋找那把神祕的鑰匙。

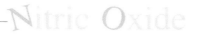

第一章

生命健康的源頭

健康的源頭在哪裡？

血液一刻不停的在血管中輸送氧氣和營養物質，同時也把身體產生的廢物和垃圾排出體外，其中含有各種營養成分，如無機鹽、血液、氧、細胞代謝產物、激素、酶和抗體等，具有營養組織，調節器官活動和防禦有害物質的作用。血管、血液與血液循環，構成了生命健康的源頭。

血液，這條生命體內的河流，總令人覺得既熟悉又陌生。這條神奇的河流奔騰不息，承擔著「澆灌」全身組織與器官的使命，健康的血液是身體健康的源泉。

血液是流動在心臟和血管內的不透明紅色液體，占成年人體重的8%左右，也就是說，一個體重60公斤的成年人，其體內約有4800毫升的血液，可以裝滿8個礦泉水瓶。

血液由4種成分組成：**血漿、紅血球、白血球、血小板**。血漿約占血液的55%，是水、糖、脂肪、蛋白質、鉀鹽和鈣鹽的混合物；另外的45%，則由血細胞組成。

血液的功能

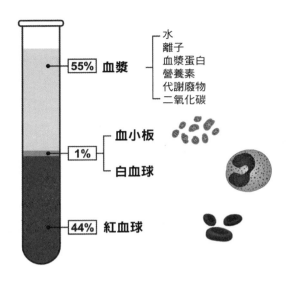

55% 血漿	┌ 水 │ 離子 │ 血漿蛋白 │ 營養素 │ 代謝廢物 └ 二氧化碳

1% ── 血小板

── 白血球

44% ── 紅血球

▲ 血液組成

要瞭解血液的功能,就得瞭解血液的四個「成員」──紅血球、白血球、血小板和血漿。

紅血球──輸送氧氣

紅血球是最出色的運輸兵。血液的功能很多,不過究其根本,最重要的作用還是在於「運輸」。如果把它比喻成人體內的運河的話,紅血球就是運送「貨物」的「運輸兵」。在顯微鏡下,紅血球的外形像一個中間凹陷的小圓餅,其直徑只有 7 微米。別看它小,人體片刻不可缺少的氧氣以及組織代謝產生的二氧化碳,都是靠它運送到肺,從而保證身體代謝正常進行。

貧血時，紅血球的數量減少或品質下降，造成不同程度的影響血液運輸功能，因而出現一系列的病理變化。此外，紅血球在酸鹼平衡中有著一定的緩衝作用。這兩項功能都是透過紅血球中的血紅蛋白來實現的。

白血球——消滅入侵者

在我們周圍的水、空氣以及各種生活用品中，甚至身體內部，無時無刻都有數以萬計的細菌、病毒產生，要抵禦它們的侵襲，就離不開人體的「衛兵」——白血球。

白血球的「個頭」一般比紅血球大，能做變形運動穿過微血管進入周圍組織，「吃掉」入侵人體的細菌等「壞分子」。平時我們看到的從傷口流出的膿液，就是死亡的病菌和「壯烈犧牲」的白血球。

血小板——凝固血液的屏障

在血液中，血小板是最小的細胞，但它絕不是可有可無的一員。在生活中，我們不可避免的會受傷、流血，但只要不傷及主要血管，血總能自己止住，就是因為當人體受傷流血時，血小板會在數秒鐘內奮不顧身的撲上去，封閉傷口以止血。

血漿——保持「中庸之道」的功臣

除去紅血球、白血球、血小板等細胞成分，血液中還剩下 55% 的淡黃色液體——血漿。雖然不含活細胞，血漿的作用仍然不可忽視：它維持人體內環境的穩定。

我們每天吃進不同的食物，進行不同的活動，都會引起身體內環境的變化，這種變化始終在我們身體可以承受的範圍之內，保持「中庸」的狀態，就是血漿維持血液膠體滲透壓及酸鹼平衡的結果。

此外，血漿還有運輸營養和代謝物質，參與凝血和免疫等作用。總之，血液是生命的基礎！

血管──生命的通道

血液是在身體裡無秩序流動的嗎？顯然不是。血液有自己的流動管道，那個流動的管道就是血管。血管是指血液流過的一系列管道。人體除角膜、指（趾）甲、牙釉質及上皮等處外，血管遍布全身。按構造功能的不同，血管可分為**動脈**、**靜脈**和**微血管**。

以中國的長江、黃河為例，兩條河流加起來總長度有 1 萬 1 千 7 百公里，這個數字足以使人驚歎了。然而，要是拿它們與我們身體內的血管相比，卻又顯得微不足道，因為人體全身的血管加起來有 10 萬公里長，足足可以繞地球兩圈半。人的血液是十分寶貴的，各種營養物質和氧氣等都由它輸送到全身，而運輸血液的任務主要靠這 10 萬公里長的血管來完成。

所以，血管是輸送血液的管道；動脈和靜脈是負責輸出和回流的管道；微血管是血液與組織進行物質交換的場所。動脈、靜脈通過心臟相互通連，因此全身血管構成一個封閉管道。動脈起自心臟，不斷分支，最後分成大量的微血管，分布到全身各個組織和細胞之間。微血管再匯合，逐漸形成靜脈，最後返回心臟。

血管的分類

動脈

動脈是從心臟運送血液到身體各個部分的血管的總稱。動脈主幹從左心室開始，動脈一再分支，口徑逐漸變細，管壁逐漸變薄，彈性纖維

逐漸減少，平滑肌組織逐漸居相對重要地位。有人把全身動脈比喻為樹幹分支。動脈管壁厚，由**內膜**、**中膜**和**外膜**組成。其中，中膜更發達，含環形平滑肌和彈性纖維，有適應動脈血流較快、血壓較高的特點。

根據管徑粗細，動脈分為大、中、小三種。大動脈管徑約為 2 ～ 3 毫米，管壁中膜含彈性纖維，能承受強大的壓力，在心室停止射血時，大動脈管壁彈性回縮，有輔助泵的作用。中動脈的管壁中膜是發達的平滑肌，能使管腔明顯縮小或擴大，有調節血量的作用。管徑在 1 毫米以下、肉眼可見的動脈叫小動脈，最小的動脈內徑僅為 20 ～ 30 微米，它的中膜仍有完整的平滑肌，在植物性神經的支配下做舒縮運動，調節血流和血壓。

心臟搏動所引起的壓力變化使主動脈管壁發生搏動，該搏動沿動脈管壁向外周傳遞，就是脈搏。脈搏是動脈的特徵，通常所稱的脈搏是指手腕處橈動脈摸到的脈搏。正常人的脈搏頻率跟心跳頻率一致。成人安靜時，平均每分鐘 70 ～ 75 次。脈搏能反映出血液循環系統和人體機能的狀態。

靜脈

靜脈是導血回心臟的血管，起於微血管，止於心房。人體靜脈中的血液含有較多的二氧化碳，血色暗紅。肺靜脈中的血液含有較多的氧，血色鮮紅。小靜脈起於微血管，在回心臟過程中逐漸匯合成中靜脈、大靜脈，最後注入心房。有人把全身靜脈比喻為江河匯流。靜脈管壁也分為內膜、中膜和外膜，但是跟動脈不同，靜脈管壁的中膜不發達，平滑肌少，彈性纖維不明顯，管壁薄，彈性小。與相對的動脈血管相比，靜

脈血管的口徑較粗，管壁薄，因而容量較大且易於擴張。

　　人體全身血液有 70% 左右在靜脈系統中。靜脈容量的改變對循環血量的影響很大，因此靜脈又叫「容量血管」。靜脈腔內大部分有半月形的膜皺褶，叫靜脈瓣，能防止血液倒流。靜脈有深淺之分，深靜脈跟深動脈伴行，淺靜脈就是皮下的「青筋」，也叫皮下靜脈，通常沒有動脈伴行。**上下肢的淺靜脈發達，是抽血、輸血、注射的理想部位。**

微血管

　　微血管是極細微的血管，管徑平均為 6 ～ 9 微米，分布最廣，是連接動脈和靜脈的血管。管壁是單層扁平細胞，通透性很大，是血液和組織液進行物質交換的部位。微血管在組織內分支很多，互相連通、吻合，連成網狀。在 0.5 平方毫米的肌肉裡，微血管有 1000 條之多。人體微血管的總面積很大。據估計，體重 60 公斤的人，其微血管總面積約有 6000 平方公尺。

血液循環——生命的運輸線

　　血液在血管中流動形成了血液循環，循環系統是由心臟、動脈、微血管及靜脈組成的一個封閉的運輸系統。由於心臟不停的跳動提供動力，推動血液在其中循環流動，為人體的各種細胞提供賴以生存的物質，通過血液將氧、營養物質和激素等供給組織，並將組織代謝廢物運走，以保證人體正常新陳代謝的進行，是最重要的生命活動之一。

血液循環系統的組成

　　人體的血液循環系統由**體循環**和**肺循環**兩部分組成。

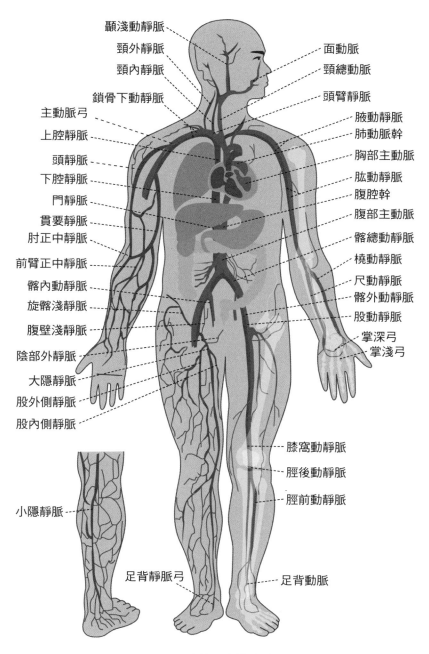

顳淺動靜脈

頸外靜脈

頸內靜脈

鎖骨下動靜脈

主動脈弓

上腔靜脈

頭靜脈

下腔靜脈

門靜脈

貫要靜脈

肘正中靜脈

前臂正中靜脈

髂內動靜脈

旋髂淺靜脈

腹壁淺靜脈

陰部外靜脈

大隱靜脈

股外側靜脈

股內側靜脈

小隱靜脈

面動脈

頸總動脈

頭臂靜脈

腋動靜脈

肺動脈幹

胸部主動脈

肱動靜脈

腹腔幹

腹部主動脈

髂總動靜脈

橈動靜脈

尺動靜脈

髂外動靜脈

股動靜脈

掌深弓

掌淺弓

膝窩動靜脈

脛後動靜脈

脛前動靜脈

足背靜脈弓

足背動脈

▲ 血管分布模式圖

體循環

體循環開始於左心室。血液從左心室搏出後,流經主動脈及其派生的若干動脈分支,將血液送入相對的器官。動脈再經多次分支,管徑逐漸變細,血管數目逐漸增多,最終到達微血管,在此處通過細胞間液與組織細胞進行物質交換。血液中的氧和營養物質被組織吸收,而組織中的二氧化碳和其他代謝產物進入血液中,變動脈血為靜脈血。此間,靜脈管徑逐漸變粗,數目逐漸減少,直到最後所有靜脈均彙集到上腔靜脈和下腔靜脈,血液即由此回到右心房,從而完成身體循環的過程。

肺循環

肺循環自右心室開始。靜脈血被右心室搏出,經肺動脈到達肺泡周圍的微血管網,在此排出二氧化碳,吸收新鮮氧氣,變靜脈血為動脈血,然後再經肺靜脈流回左心房。左心房的血液再流入左心室,又經大循環遍布全身。就這樣,血液通過身體循環和肺循環不斷的運轉,完成了血液循環的重要任務。

與心血管疾病息息相關的冠脈循環

血液循環系統分為心血管系統和淋巴系統兩部分。淋巴系統是靜脈系統的輔助裝置,而一般所說的循環系統,指的是心血管系統。

除了先前提到,由心臟不停的跳動提供動力推動血液在其中循環流動,為人體的各種細胞提供賴以生存的物質,也帶走細胞代謝的產物二氧化碳之外,許多激素及其他資訊物質,也同時通過血液的運輸到達其他器官,以此協調人體的整體功能。因此,維持血液循環系統於良好的工作狀態,是人體得以生存的條件,而其核心是將血壓維持在正常程度。

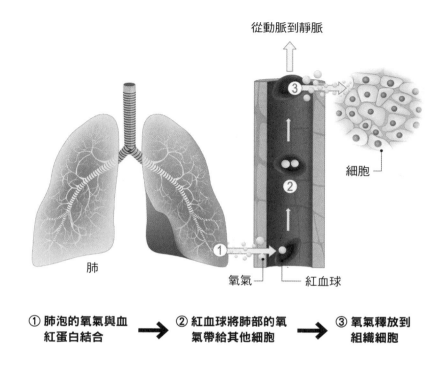

從動脈到靜脈

細胞

肺

氧氣　　　　　紅血球

① 肺泡的氧氣與血 ➔ ② 紅血球將肺部的氧 ➔ ③ 氧氣釋放到
　 紅蛋白結合　　　　 氣帶給其他細胞　　　　 組織細胞

▲ 肺循環

　　人體各組織器官要維持其正常的生命活動，需要心臟不停的搏動以保證血運。而心臟作為一個泵血的肌性動力器官，本身也需要有足夠的營養和能源，供給心臟營養的血管系統，就是冠狀動脈和靜脈，也稱冠脈循環。冠狀動脈是供給心臟血液的動脈，起於主動脈根部，分左右兩支，行於心臟表面。冠狀動脈之間尚有豐富的吻合支或側支。冠狀動脈雖小，但血流量很大，占心排血量的 5%，這就保證了心臟有足夠的營養，維持它有力的、晝夜不停的跳動。

　　冠狀靜脈伴隨冠狀動脈收集代謝後的靜脈血，歸流於冠狀靜脈竇，

回到右心房。如果冠狀動脈突然阻塞，不能很快建立側支循環，則容易導致心肌梗塞。

逐漸被污染的健康之源

血液像一條奔騰的河流，輸送著氧氣和營養物質，澆灌著全身的組織和器官。同時，它也在輸送著體內的垃圾和廢物。年齡的增長，不健康的生活方式，不健康的食物，被污染的環境……所有這些都會使垃圾和廢物在體內愈積愈多。如果不能及時清理與維護，生命之河就會被污染，血液垃圾就會在血管內愈積愈多，讓健康之源變得渾濁、黏稠，速度變慢。垃圾逐漸沉積，血管變細、變硬，直到堵塞，如同被污染的河流，河床變高，河水變臭，壓力升高，生命的河流變得不再清澈、流暢。

生命之河被污染，血液變髒、變黏稠是一個緩慢的過程，不易被察覺，然而一旦形成，其對人體健康的危害又是致命的。

那麼，血液垃圾是怎樣產生的呢？怎樣才能做到防患於未然呢？

人體的血液垃圾

血液垃圾分為兩種：一種是由外界進入血液的**外源性垃圾**，另一種是由人體自身代謝活動產生的**內源性垃圾**。外源性垃圾又稱為不可控性垃圾，是我們無法改變的。而內源性垃圾又稱為可控性血液垃圾，可以透過改變生活方式或使用外助力來改善。

外源性垃圾

工業的進步也伴隨著環境的污染，帶給身體來很多外源性垃圾，如

我們每天吃的蔬菜、魚、禽肉等都含有不同程度的汙染，如農藥、飼料、化肥、激素等有害物質。我們的生存環境被大量的汽車廢氣、工業廢氣、重金屬、灰塵污染。我們很難改變環境因素，因為人不可能脫離環境或製造無毒的環境。所以，這種污染是不可控制的。

即使人們開始有意識的極力保護環境，控制污染，但在城市現代化的過程中，外源性污染對人體造成的傷害，仍不可避免。

內源性垃圾

現代人的不良生活方式包括熬夜、睡懶覺、不運動、高脂肪和高蛋白的攝入等，都會導致內分泌系統和神經系統功能紊亂。由人體組織器官產生的代謝產物、毒素無法排出，沉積在血液中，稱為「內源性垃圾」。

內源性垃圾，又稱為可控性血液垃圾，可以透過改變生活方式或使用外助力（如藥品、保健食品等）來改善。

內源性血液垃圾的形成原因，概括而言主要有如下幾點：

① **飲食過量**：東西吃太多，身體就沒辦法消化吸收，從而產生剩餘物。另外，過量的食物需要消化器官全力運轉，血液集中在消化器官，導致排泄器官處於休眠狀態。體內的剩餘物不斷增加，最後變成廢棄物，堆積在血液裡，從而造成血液污染。

② **壓力**：緊張會使血管緊繃，血壓上升，出現盜汗、面色蒼白、手腳冰涼等症狀。長期處於這種狀態會阻礙血液流通，使血液無法正常循環。就像河水一旦停止流動，水中的泥沙就會沉積下來一樣。若血液無法流動，血液中的污垢也會沉澱下來。

③ **濕寒**：身體變冷，不僅會造成血管收縮，血液流動受阻，血液中沉澱的污垢還會使血液中的脂肪、糖、廢棄物等無法燃燒。

④ **運動不足，排泄不暢**：運動不足會使肌肉衰退、萎縮，體內產生的熱量減少，血液中的廢棄物無法燃燒，廢棄物在血液和血管中囤積，便造成血液污染。

血液垃圾的危害

人體從 20 歲開始，血液垃圾便逐漸開始沉積在血管中，最終把血管變成一個巨大的「垃圾場」、「臭水溝」。暗紅黏稠的血液，使血管如同河床漸漸抬升，迫使血壓上升。血液垃圾沉積在血管壁上，使血管失去彈性，變得又脆又硬；而一些脫落的斑塊形成血栓，像不定時炸彈一樣在血管中遊蕩，當血栓堵塞心臟血管和大腦血管時，腦溢血、腦梗塞、心肌梗塞便發生了……。

血液垃圾不僅破壞血液細胞和血管，同時還侵害身體其他部分的細胞、組織和器官，在人體內產生血流速度變緩的現象並使血管老化，導致各種病變和疾病的發生！

據《資訊時報》報導，美國心臟病學會統計，由血液垃圾造成的心腦血管疾病，每年可導致全世界 1500 萬人死亡！該協會專家指出，及時清除血液中的垃圾毒素，是有效的防治辦法。血液垃圾是許多疾病的根源，清除血液垃圾是重獲健康的根本途徑和唯一捷徑。年齡愈大，疾病愈多，身體受到的污染愈嚴重，身體淨化血液的能力就愈差，血液中的垃圾毒素就愈多。資料統計，50 歲以上的人，將近 80% 的人正在飽受血液垃圾的侵擾。

血液垃圾「三低三高」危害大

* **知曉率低**：大多數人處於非健康血液狀態但自身根本不知道，一般

到體檢時才發現。

* **治癒率低**：發病後如缺乏有效治療，會進一步惡化。

* **可控率低**：此類由血液造成的意外及突發性死亡特別普遍，並且難以控制。

* **發病率高**：非健康血液的人群極為普遍，三分之一以上的人的血液處於非健康狀態。

* **死亡率高**：常見死因為冠心病、心肌梗塞、腦出血等。

* **致殘率高**：一般為腦出血、腦梗塞的後遺症。

血管老化的根源

90% 以上的人都對血管健康不瞭解。人的血管不是靜止不變的，而是隨著人體的生長而生長，也必然隨著人體的衰老而老化。血液垃圾會不斷的破壞血流的通道——血管。

我們知道，排汙水的塑膠軟管容易破損，流動髒汙血液的血管也同樣容易受到損傷。看看家中的自來水管、瓦斯管就不難了解，用的時間長了，管道內壁就會結垢、生鏽，逐漸導致管道受阻而無法供水、供瓦斯。血管也一樣，隨著年齡的增長，膽固醇、三酸甘油酯等成分在血管壁上愈積愈多，血管壁的柔韌性降低，血管硬化，血液流動受阻，最終因缺血而引起心腦血管疾病。這就是人到中老年後很難擺脫冠心病、腦中風等心腦血管疾病的癥結所在。

血液垃圾侵蝕血液血管後，血管損傷導致全身重要器官出現病症，包括急性心肌梗塞、腦中風、腎血管病、外周血管病等。這些疾病本身不是因為心臟或者大腦器官發生病變，而是由供應器官的血管發生粥狀硬化和局部阻塞所致。據統計，30 歲以上的人當中有 80% 都患有不同程度的心腦血管疾病。更嚴重的是，95% 的人都對自己心腦血管系統

的健康狀況一無所知，有 60% 的人缺乏定期檢查和保養。

血流速度變緩的元兇

人體內的血流速度變緩現象是由血液垃圾引起的。血液裡垃圾的沉積以及血管的老化，會造成血流緩慢甚至阻滯，血液不能順暢的流動，因而妨礙了為人體組織器官提供養分的功能，從而造成各種疾病的發生。

顧名思義，血流速度變緩就是血液在血管中受到阻礙，不能正常流動，在歐美國家被稱為「阻塞的血流」。血管是富有彈性的，為了使血液流動順暢，其內壁很柔軟。但隨著年齡的增長和不良生活習慣，血管壁內膜上沉積了不等量的脂質，特別是膽固醇等血液垃圾，結果使內膜表面凹凸不平。凸出的血管腔內，有的還伴有鈣質沉著及纖維形成。如果把具有這種病變的血管縱向剖開，可以看見在膽固醇沉澱處，就像灰白色的粥狀斑塊一樣，很顯然由於血管壁內膜增厚了，加上纖維和鈣質的沉澱，使血管也變硬了。於是，血管內壁的通道愈來愈狹窄，造成血液流動不暢。

人體內各個部位都可能出現血流速度變緩的現象。隨著血流速度變緩部位增多，血液在血管中的運行愈來愈慢，身體組織和器官不能及時得到血液和養分的供給，組織器官由於缺血，血液流通不順暢，營養成分和氧氣輸送不足，而引起不同程度的功能衰退、壞死，為生活帶來極大的不便與痛苦，嚴重的甚至會威脅生命。血流速度變緩的現象廣泛發生於中老年人群，近些年又有年輕化的趨勢，因其廣泛性和嚴重性，而引起世界醫學界的高度重視。

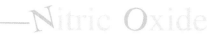

第二章

血流速度變緩的危害

出現在心臟血管時的危害

心臟為全身輸送血液，那麼心臟本身是不是也同樣需要血液的養護呢？人體各組織器官要維持其正常的生命活動，需要心臟不停的搏動以保證供血。而心臟作為一個泵血的肌性動力器官，其本身也需要足夠的營養和能源。

供給心臟營養的血管系統是冠狀動脈和靜脈，稱為「冠狀動脈循環」。如果冠狀動脈循環中出現血流速度變緩的現象，心臟就無法得到足夠的養分，從而無法正常工作，就會引起冠心病、心梗等。

出現在大腦血管時的危害

供應大腦血液的血管有兩對，一對是頸內動脈，組成**頸內動脈系統**；一對是椎動脈，組成**椎一基底動脈系統**。

頸內動脈系統

在頸部左右兩側各有一條粗大的動脈，用手就可以觸及它的搏動，叫做「頸總動脈」；由頸總動脈分支通往顱內的一條動脈叫做「頸內動脈」；進入顱內後，分出 5 大分支，即**大腦前動脈、大腦中動脈、眼動脈、後交通動脈及脈絡膜前動脈**，它們供應眼部及大腦半球前五分之三的血液，包括顳葉、頂葉和基底節區等。

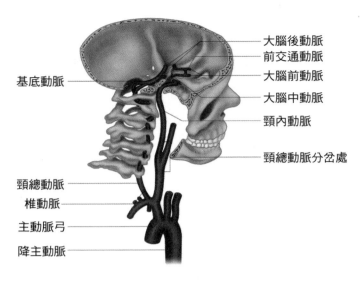

▲ 頸內與椎動脈結構圖

大腦後動脈
前交通動脈
大腦前動脈
大腦中動脈
頸內動脈

頸總動脈分岔處

基底動脈

頸總動脈
椎動脈
主動脈弓
降主動脈

椎－基底動脈系統

椎動脈由鎖骨下動脈發出，左右各一支，穿過頸椎兩側 5 個橫突孔，經枕骨大孔上升到顱內後，兩條椎動脈在腦前下緣匯合在一起，形成一條粗大的基底動脈，即我們通常所稱的椎─基底動脈系統。

基底動脈至中腦又分成兩條大腦後動脈，供應大腦後五分之二的血液，包括枕葉、顳葉的基底面及視丘等。椎─基底動脈在小腦和腦橋的分支，供應小腦和腦橋的血液。兩條大腦前動脈由前交通支動脈連接起來，兩側頸內動脈與大腦後動脈由後交通支動脈連接起來，構成腦底動脈環。當此環的某處血液出現障礙時，可互相調節供應。

此外，頸內動脈還可以通過眼動脈與面、上頜、淺顳等動脈吻合。椎動脈還可以通過許多途徑與大腦表面的動脈吻合，側支循環非常豐富。因此，血液流到腦的某些部位，有相當大的可供選擇性。

大腦的動脈是非常豐富的，同時對缺氧最為敏感。只要大腦中的

血液循環停止 3 ～ 4 分鐘，人體就會喪失意識；血液循環停止 4 ～ 5 分鐘，半數以上的人會發生永久性的腦損害；停止 10 分鐘，智力即使不是全部毀掉，也會毀掉絕大部分。這也是腦血管疾病致殘機率高的原因。

出現在骨膜中血管時的危害

骨膜是骨表面除了關節之外被覆的堅固結締組織包膜。在骨端和肌腱附著部位的骨膜，非常緻密的附著在骨上。其他部位的骨膜比較厚，容易從骨上剝離。骨膜由兩部分構成，外層由膠原纖維緊密結合而成，富有血管，有營養骨骼的作用。內層也稱形成層，膠原纖維較粗並含有細胞。

如果骨膜中的血管出現血流速度變緩的現象，會造成骨骼營養不良，引起股骨頭壞死、關節老化退化、風濕、關節疼痛等系列疾病。

出現在生殖系統血管時的危害

動脈粥狀硬化、動脈損傷、動脈狹窄、陰部動脈分流及心功能異常等疾病，都可能導致陰莖海綿體動脈血流的減少。生殖器血流量減少，會導致性喚起困難（包括男性和女性）。

出現在末端循環部分時的危害

末端循環不良或手腳冰冷和心臟血管有很大的關係，因為血液是由心臟發出，攜帶氧氣輸送到全身各部位。氧經過燃燒後產生熱能，手腳才會溫暖。一旦心血管系統的功能出現障礙，血液無法送達到末端，就會造成手腳冰冷的情形。

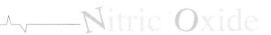
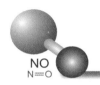

第三章

NO
N＝O

全方位自我血液檢測

測一測，你的血液健康嗎？

由於生活節奏、工作壓力、營養結構及環境衛生的變化，造成血液各項生理指標超過（或低於）正常值，一系列的生理代謝紊亂引發血脂異常、糖尿病、高血壓、白血病、貧血等，這種血液稱為「非健康血液」。通過下面的測驗，可以看出自己的血液是健康的血液，還是被污染的血液。

☐ 頭暈、胸痛、心悸、胸悶

☐ 面頰蒼白、頭暈眼花、精神不濟、疲乏體虛

☐ 口渴、尿少、體重下降

☐ 劇烈的頭痛

☐ 指甲脆弱、頭髮枯黃

☐ 無法擺脫不良習慣（吸菸、喝酒、嗜甜食）

☐ 日常生活缺乏運動

☐ 無緣無故出現青紫斑

☐ 飲食裡缺少蔬菜水果

☐ 患有慢性病

☐ 生活在輻射超標地區

■ 以上情況如果出現 2 項以下，屬於輕度血液污染。

■ 如果 2 ～ 5 項，則屬於中度血液污染。

■ 如果出現 5 項以上則屬於重度污染，應該高度重視。

測一測，你的血管健康嗎？

透過健康狀態對血管年齡進行判定

你是否最近情緒壓抑？還經常丟三落四？爬樓梯時會感到胸痛？……如果回答都是肯定的，那麼是時候重視一下「血管年齡」了。

瞭解了血管的生理功能以及血管病的危害性，就能明白，保持血管的年輕化對於人的健康、乃至壽命是何等重要。因此，不妨先對自己的血管年齡來一番自我檢測，以便及時調整生活方式，使血管重返青春。

國外專家曾提出以下血管年齡自測專案，試著回答這些檢查點：

☐ 情緒壓抑
☐ 過於計較
☐ 嗜吃速食麵、餅乾及點心
☐ 偏食肉類食品
☐ 不願上運動場
☐ 每天吸菸支數 × 年齡 > 400
☐ 爬樓梯時會胸痛
☐ 手腳發涼，有麻木感
☐ 忘性大，經常丟三落四
☐ 血壓升高
☐ 膽固醇或血糖升高
☐ 親屬中有人死於冠心病或中風
■ 如果有 1 ～ 4 項，說明你的血管尚屬年輕，應該繼續保持。
■ 如果有 5 ～ 7 項，說明你的血管年齡超過生理年齡 10 歲以上。
■ 如果有 8 ～ 12 項，說明你的血管年齡比生理年齡大 20 歲以上。
（後兩種情況的出現，提醒你到了調整生活方式的時候了。）

透過健康狀態對血液黏稠的危險性進行判定

透過以下身體「訊號」，可檢測血液黏稠的危險性，試著回答這些檢查點：

☐ 感覺胸部和頸部等部位發緊
☐ 臉色發黑或臉色發紅
☐ 嘴唇發黑
☐ 牙齦發黑
☐ 眼圈發黑，肌膚沒有光澤
☐ 容易出現淤青
☐ 掌心發紅
☐ 胸部出現蛛網狀血管
☐ 經常出現口腔潰瘍
☐ 上樓後，有時會出現氣力不夠
☐ 走路時會出現腿腳麻木，休息後會消失
☐ 心悸
☐ 有時會出現心律不整
☐ 經常出現腿腳抽筋的現象
☐ 焦躁
☐ 容易發冷
☐ 有時出現肩膀痠脹、腰痛、膝痛
☐ 男性：勃起功能障礙
☐ 女性：月經不順或月經停止（閉經）
■ 如果有 7 項以上，血液黏稠的危險性很大。 ■ 如果有 5 項以上，有血液出現黏稠的危險。 ■ 如果有 3 項以上，潛伏著血液黏稠的危險性。 ■ 如果僅有 2 項以下，說明血液還沒有什麼問題。

透過生活習慣對血管老化進行判定

以下的身體「訊號」也許就表示血管老化，試著回答這些檢查點：

□ 每天喝兩大瓶啤酒

□ 幾乎沒機會進行運動

□ 每天都會吃甜點

□ 感覺壓力很大

□ 非常喜歡吃葷食

□ 吸菸

□ 認為步行很麻煩而選擇搭車

□ 常會為一些想不開的事煩惱而難以入睡

□ 男性腰圍超過 90 公分，女性腰圍超過 85 公分

□ 吃麵包時，會塗上很多奶油

□ 以前會進行體育運動，最近卻停止了

□ 洗澡時，喜歡泡在較熱的洗澡水中

□ 喜歡選油膩食品或速食點心類食品，作為下酒菜和零食

□ 經常選擇較甜的飲品

□ 體重比自己最苗條時增加 5 公斤以上

□ 在樓梯和電梯之間，一定會選擇電梯

□ 很少吃蔬菜

□ 半夜醒來的次數很多

■ 如果有 7 項以上，血管老化的危險性很大。

■ 如果有 5 項以上，有血管老化的危險。

■ 如果有 3 項以上，潛伏著血管老化的隱憂。

■ 如果僅有 2 項以下，說明血管還年輕。

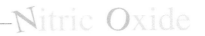

第四章
穿梭於健康源頭的淨化劑

NO
N＝O

　　血液和血管的健康是人體健康的基石，它們意義重大，卻又看不到、摸不著。大多數人都是在身體出現問題，精神不振或適應能力下降的時候，才會重視自己的身體。但直到這時候，也還只是覺得：「沒關係，我只是亞健康而已，吃個維他命，一切就搞定。」

　　「千里之堤，潰於蟻穴」，事實遠沒有想像的那麼簡單。亞健康往往是在血液和血管已經存在很大的隱患時，身體才會做出相對的反應。而一氧化氮能幫助我們在亞健康和疾病發生之前，預防血液垃圾的產生，保持生命源頭的健康。

保持血液及血管的健康

　　一氧化氮分子量小且具有親脂性，可以穿透任何細胞到達任何組織，是唯一有資格同時作為細胞內和細胞外分子的「使者」。它可以穿梭於人體的各個組織和器官，及時修復被破壞的血管內皮細胞，使血管舒張，為細胞輸送氧氣和養分，避免血管內出現血流速度變緩的現象，保持血管清潔、暢通，維持正常血壓，使身體機能保持正常運轉。

　　人體在 25 ～ 30 歲時，一氧化氮的分泌量達到最高峰，但隨著年齡的增長，人體內一氧化氮的製造能力會逐漸下降，到 40 歲左右時，自身一氧化氮嚴重分泌不足的人，將產生明顯的「三高」症狀。因此從 30 歲左右開始，為身體適當的補充一氧化氮，是幫助我們保持和維護

血液及血管健康的最為行之有效的方法。

讓血流更順暢

　　一氧化氮是使血液流通順暢的重要因子，它能透過擴張血管，清理血管內壁附著物，修復血管被破壞的內皮，清理血液垃圾，使血液能更好的循環運行於各個器官，解決人體因血流速度變緩帶來的一系列問題。

阻止血栓形成

　　一氧化氮存在於心血管系統、神經系統乃至全身。它可以透過細胞膜傳遞特定的資訊或生物訊號以調整細胞的活動，並指導人體完成某種功能。在一氧化氮的諸多作用中，以血管舒張作用最為重要，這有助於調整血流，使血流至全身的每一個部位。一氧化氮可舒張血管以確保心臟供血充足，阻止血栓形成，避免血栓誘發腦中風和心臟病。

預防動脈粥狀硬化

　　在冠狀動脈內，膽固醇和脂肪逐漸增多就會形成動脈硬化斑塊，使動脈變窄甚至阻塞，從而使心臟的血液供應減少。一氧化氮的重要作用之一，就是減慢動脈粥狀硬化斑塊在血管壁上的沉積，並消除這種斑塊。

　　血液與血管共同構成了生命的源頭，保持血液健康、清澈，保持血管年輕、充滿彈性是保持身體健康、遠離疾病、追求長壽的基礎。一氧化氮的發現，使人類對於疾病的根源有了更為深刻的認識。

一氧化氮在人體血液循環系統中作用巨大，它能夠保持血液及血管的健康，消除血流速度變緩隱患，從而使血液流通更順暢，阻止血栓形成，預防動脈粥狀硬化，是名副其實的穿梭於人體健康源頭的「淨化劑」。

第三篇

一氧化氮的
神奇力量

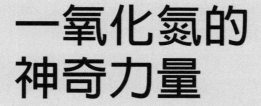

一氧化氮作為信使參與炎症反應、訊號傳遞、血管調節及免疫調節等多項功能的執行。一氧化氮與消化系統的生理功能和臨床病理之間也存在著廣泛而密切的聯繫，具有通過多種改變消化道腫瘤生長、發展和轉移的作用。

　　以前人們總覺得「精神」看不見，摸不著，虛無縹緲，其實它一點不虛，它直接影響著體內一氧化氮合酶的產生和抑制。若人生了重病，心裡恐懼，一氧化氮變化，就會嚴重的損害人的身體。

　　如此說，我們傳統的保健常識，如「不要大喜大悲」，要「笑口常開」等，也有了理論基礎。人若有好心情，就會正常釋放功能酶，不會誘導炎性因子的產生。只要人體內的一氧化氮保持在一個良好的含量上，人自然就會健康長壽了。

第一章

Nitric Oxide

「三高」的根源與危害

NO
N=O

「三高」──中老年人揮之不去的噩夢

　　說起「三高」，中老年人都深有感觸。「高血壓」、「高血脂」、「高血糖」任何一種都足以讓人寢食難安，而偏偏這三者又相伴相生，有其一必有其二、其三。那麼有人不免疑問，一種就已經很可怕，為什麼三者相伴相生呢？它們有共同的根源嗎？

　　答案很簡單，**血管老化以及血流速度變緩就是這三者的根源**。當人年輕充滿活力的時候，血液流通順暢，血管彈性十足，體魄自然健康，沒有阻塞、黏稠、沉積。而隨著年齡的增長，血液內垃圾逐漸增多，就會出現血液黏稠，血管阻塞、老化，甚至破裂。比如 20 歲的人，其血液是鮮紅色的，而 40 歲時就已經變得暗紅，這就是體內垃圾沉積，從而污染血液的直接表現。

　　中國人的十大死亡原因中，與代謝疾病相關的死亡率就高達 35.7%，與「三高」相關的死亡人數也占總死亡人數的 27%。高血脂可引起血管栓塞，高血壓可引起腦出血和腦血管破裂，高血糖可引起糖尿病。世界衛生組織曾經明確提出，防止心血管疾病的第一道防線，就是減少和控制「三高」。

　　同樣的，人體在 25 ～ 30 歲時，一氧化氮分泌量達到最高峰。隨著年齡的增長，人體內一氧化氮的製造能力會逐漸下降。到 40 歲左右

時，一氧化氮分泌嚴重不足的人，將出現明顯的「三高」症狀。

高血壓

　　高血壓是世界最常見的心血管疾病，也是最大的流行病之一，常引起心、腦、腎等器官的併發症，嚴重危害人類的健康，因此提高對高血壓疾病的認識，對早期預防、及時治療有極其重要的意義。

　　血壓是指血液在血管內流動對血管壁產生的側壓力。高血壓是一種以動脈壓增高為特徵的疾病，用血壓計在肱動脈上測得的數值來表示，以毫米汞柱（mmHg）或千帕（kPa）為單位，就是血壓值。我們平時所說的血壓，包括**收縮壓**和**舒張壓**。收縮壓是指心臟在收縮時，血液對血管壁的側壓力；舒張壓是指心臟在舒張時，血管壁上的側壓力。醫生記錄血壓時，如為 120/80 毫米汞柱，則 120 毫米汞柱為收縮壓，80 毫米汞柱為舒張壓。按國際單位千帕表示，則 1 毫米汞柱＝ 0.133 千帕，那麼 120/80 毫米汞柱相當於 16/10.6 千帕。

血壓正常值

　　世界衛生組織（WHO）建議使用的血壓標準，正常成人收縮壓應小於或等於 120 毫米汞柱（16 千帕），舒張壓應小於或等於 80 毫米汞柱（10.6 千帕）。如果成人收縮壓大於或等於 140 毫米汞柱（21.3 千帕）、舒張壓大於或等於 90 毫米汞柱（12.6 千帕）則為高血壓；血壓值在上述兩者之間，亦即收縮壓在 130 ～ 139 毫米汞柱（17.3 ～ 18.5 千帕）之間，舒張壓在 80 ～ 89 毫米汞柱（10.6 ～ 11.8 千帕）之間，則為臨界高血壓。

　　診斷高血壓時，必須多次測量血壓，至少有連續兩次舒張期血壓的

平均值在 90 毫米汞柱（12 千帕）或以上，才能確診為高血壓。僅有一次血壓升高則不能確診。

	收縮壓（mmHg）		舒張壓（mmHg）
正常血壓	<120	且	<80
高血壓前期	120 ～ 129	且	<80
高血壓第一期	130 ～ 139	或	80 ～ 89
高血壓第二期	>140	或	>90

高血壓的危害

高壓血流長期衝擊動脈壁會引起動脈內膜機械性的損傷，造成血脂容易在動脈壁沉積，形成脂肪斑塊並造成動脈硬化、動脈狹窄、血液流動受阻。

另外，高血壓還會引起心肌肥厚、心臟衰竭、心肌絞痛及心肌梗塞。長期高血壓還使心室擴張，形成高血壓心臟病。心肌肥厚及心臟衰竭之後，心臟泵血功能不好，導致血液流動緩慢。

高血脂症

脂肪代謝或運轉異常使血漿中一種或多種脂質高於正常含量稱為高血脂症。高血脂症是一種全身性疾病，是指血液中膽固醇（TC）或三酸甘油酯（TG）過高，或高密度脂蛋白膽固醇（HDL-C）過低，現代醫學稱之為「血脂異常」。

血脂異常與多種疾病如肥胖症、第二型糖尿病、高血壓、冠心病、腦中風等密切相關。長期血脂異常可導致動脈粥狀硬化，增加心腦血管疾病的發病率和死亡率。

隨著生活水準的提高和生活方式的改變，國人血脂異常的患病率已明顯升高。防治血脂異常對延長壽命，提高生活品質具有重要意義。

脂質在血管內皮沉積引起動脈粥狀硬化，或引起早發性和進展迅速的心腦血管和周圍血管病變。而在某些家族性血脂異常甚至可能於青春期前引發冠心病，或心肌梗塞。

血脂異常可視為代謝症候群的一部分，常與肥胖症、高血壓、冠心病、糖耐量異常或糖尿病等疾病同時存在或先後發生。嚴重的高膽固醇有時可出現遊走性多關節炎，而嚴重的三酸甘油酯可引起急性胰腺炎。高血脂症對身體的損害是隱匿、逐漸、進行性和全身性的，它的直接損害會加速全身動脈粥狀硬化，因為全身的重要器官都要依靠動脈供血、供氧，一旦動脈被粥狀斑塊堵塞，將會導致嚴重後果。動脈硬化引起的腎功能衰竭等疾病，都與高血脂症有密切相關。

大量研究資料表明，高血脂症是腦中風、冠心病、心肌梗塞、心臟猝死等疾病獨立而重要的危險因素。高血脂症的主要危害是導致動脈粥狀硬化，進而導致眾多的相關疾病，其中最常見的一種致命性疾病就是冠心病，嚴重的乳糜微粒可導致急性胰腺炎，是另一種致命疾病。

此外，高血脂症也是促進高血壓、糖耐量異常、糖尿病的一個重要危險因素。高血脂症還可導致脂肪肝、肝硬化、膽結石、胰腺炎、眼底出血、失明、跛行、高尿酸等多種疾病。

血脂正常值

總膽固醇 >200mg/dl

三酸甘油酯 >150mg/dl

低密度脂蛋白膽固醇
（壞膽固醇）　>130mg/dl

高密度脂蛋白膽固醇（好膽固醇）
男性< 40mg/dl、女性 <50mg/dl

〔單位：毫克（mg）／分升（dl）〕

高血脂的危害

　　高血脂患者血液內存有大量的「垃圾」，所以血液會變得黏稠，血流速度減慢，時間長了還會破壞血管內皮，使內皮變得不光滑，血液垃圾附著在血管壁上，導致血液流動不暢。

　　血管內皮受損是心腦血管疾病發病的始動因素。

　　人的血管內皮就像河堤護坡，護坡平滑堅固，河水就能順暢的流淌。如果護坡不堅固，在河水的侵蝕下就會出現塌陷、管湧、河道堵塞，造成洪水氾濫。高血脂患者往往血管內皮表面凹凸不平，血管內皮細胞的連接也由緊密變得疏鬆，就像護坡遭受腐蝕變得坑坑窪窪。血液中升高的脂質、凝聚的血小板透過內皮細胞附著在不平的血管壁上，逐漸形成粥狀硬化斑塊，影響血流供應心臟、大腦。血管內皮受損，血管

的彈性也會變差，有時還會出現血管痙攣，進而影響心臟和大腦的血液供應，導致心腦血管疾病的發生。

降脂抗凝，保護好血管內皮，是心腦血管疾病的一級預防。

高血糖

當血糖值高過規定的含量時就會形成高血糖症。它可能歷時數日或在幾個小時內即能形成，你可能有高血糖而不自知。正常人空腹（8小時內無糖及任何含糖食物攝入）時，血糖高於正常範圍，稱為高血糖。空腹血糖正常值為 70 ～ 99mg/dL，餐後 2 小時血糖高於正常範圍 70~140mg/dl，也可以稱為高血糖。

血糖升高，尿糖增多，可引發滲透性利尿，從而引起多尿的症狀；血糖升高，大量水分流失，血滲透壓也會相對升高，高血滲可刺激下視丘的口渴中樞，從而引起口渴、多飲的症狀；由於胰島素相對或絕對缺乏，導致體內葡萄糖不能被利用，蛋白質和脂肪消耗增多，因而引起乏力、體重減輕；為了補償損失的糖分，維持人體活動，需要多進食，這就形成了典型的「三多一少」的症狀。糖尿病病人的多飲、多尿症狀與病情的嚴重程度成正比。

血糖正常值

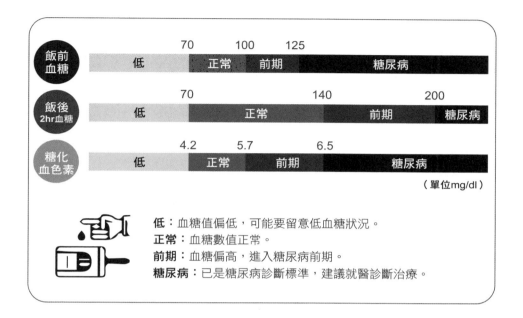

飯前血糖				
	低	正常	前期	糖尿病
		70	100	125

飯後2hr血糖			
	低	正常	前期	糖尿病
		70	140	200

糖化血色素			
	低	正常	前期	糖尿病
		4.2	5.7	6.5

（單位mg/dl）

低：血糖值偏低，可能要留意低血糖狀況。
正常：血糖數值正常。
前期：血糖偏高，進入糖尿病前期。
糖尿病：已是糖尿病診斷標準，建議就醫診斷治療。

高血糖的危害

　　糖尿病所致的血管病變，主要與醣代謝障礙及普遍的醣基化、脂質代謝障礙等有密切相關，罹患糖尿病的人脂肪代謝紊亂，血脂過高，動脈粥狀硬化發展快，血液流動緩慢。另外，糖尿病患者全身廣泛的微血管管壁增厚，管腔變細，紅血球不易通過，組織細胞容易缺氧。所以，長期的高血糖會使全身各個組織器官發生病變，導致急慢性併發症的發生，如胰腺功能衰竭、失水、電解質紊亂、營養缺乏、抵抗力下降、腎功能受損、神經病變、眼底病變等。因此，控制高血糖勢在必行。

　　血液裡高濃度的葡萄糖可以與微管組織和蛋白複合，降低其功能。複合物就是蛋白質醣基化終產物。可以通過監測血紅蛋白的醣基化，來指導糖尿病患者的治療。

一氧化氮與「三高」

NO
N＝O

冠心病與「三高」

冠心病是危害人類健康的重大疾病之一，從生物醫學模式來看，它是冠狀動脈內的粥狀斑塊形成及其繼發的斑塊破裂、血栓形成等導致冠脈狹窄或閉塞而出現臨床上心絞痛或心肌梗塞，以致死亡。

雖然不斷有各種治療心絞痛的藥物問世，更有冠狀動脈內介入措施和繞道手術治療，因而挽救了不少冠心病患者。但是從整體來看，由於缺乏對發病因素的有效控制，冠心病發病率逐年急驟升高，其致死、致殘率也相對大幅增加，為人類和社會造成難以承受的重負。因此，必須改變偏重生物學治療的醫學模式，必須喚起社會大眾的重視，從冠心病的發病源頭著手，改變不良的生活方式，提早預防高血脂、高血壓、高血糖等導致冠心病發病的危險因素，這樣才能化被動為主動，使冠心病的發病率總體下降。

一氧化氮與高血壓

原發性高血壓（Primary Hypertension）是以血壓升高為主要臨床表現，多半有多種心血管危險因素的綜合症，通常簡稱為高血壓。高血壓是多種心腦血管疾病的重要病因和危險因素，會影響重要器官如心、

腦、腎的結構與功能，最終導致這些器官的功能衰竭。因此，高血壓不易發覺但經常是有生命危險的，如果不適當與積極處理，確實是致命的疾病。

長期壓力負荷增高，兒茶酚胺與血管緊張素 II 等生長因子，都可刺激心肌細胞肥大和間質纖維化。高血壓主要是左心室肥厚和擴大，根據左心室肥厚和擴張的程度，可以分為對稱性肥厚、不對稱性室間隔肥厚和擴張性肥厚。長期高血壓導致心臟肥厚或擴大時，稱為「高血壓心臟病」。高血壓心臟病經常合併冠狀動脈粥狀硬化和微血管病變，最終可導致心臟衰竭或嚴重心律失常，甚至猝死。

長期高血壓對腦組織的影響，無論是腦中風或慢性腦缺血，都是腦血管病變的後果。長期高血壓使腦血管發生缺血與變性，促使腦動脈粥狀硬化，粥狀斑塊破裂可併發腦梗塞形成。

長期持續高血壓會使腎小球內囊壓力升高，腎小球纖維化、萎縮以及腎動脈硬化，進一步導致腎實質缺血和腎單位不斷減少。慢性腎衰竭是長期高血壓的嚴重後果之一，尤其是在合併糖尿病時。如有惡性高血壓，入球小動脈及小葉間動脈發生增殖性內膜炎及纖維素樣壞死，可在短期內出現腎衰竭。

視網膜小動脈早期發生痙攣，會隨著病情進展出現硬化改變。血壓急驟升高可能會引起視網膜滲出和出血。

高血壓患者存在血管內皮依賴性舒張功能的障礙，與血管內皮合成釋放一氧化氮減少、活性氧增多有關。一氧化氮減少和活性氧增多，在高血壓血管內皮依賴性舒張功能已受損作用。一氧化氮具有舒張血管、抑制平滑肌細胞增殖和血小板聚集，減少白血球黏附，減輕內皮細胞損傷，預防動脈粥狀硬化形成等作用。

一氧化氮活化可溶性鳥苷酸環化酶（sGC）而促進生成環磷酸鳥苷。環磷酸鳥苷是調節多種生理進程的關鍵的第二信使，它可啟動環磷

酸鳥苷依賴性蛋白激酶，使細胞漿內鈣離子向細胞外流動，或儲存於細胞內鈣離子的倉庫中，並抑制鈣離子內流，讓細胞漿內游離鈣離子濃度降低，讓血管平滑肌舒張，進而達到降低血壓。

另外，一氧化氮有助於清除血管內壁附著的垃圾，且能及時修復血管內皮，使自由基無法攻擊破損的血管內皮，從而保護血管，使血管恢復彈性。

一氧化氮與高血脂

血脂是血漿中的中性脂肪（三酸甘油酯和膽固醇）和類脂（磷脂、醣脂、固醇、類固醇）的總稱。

血漿脂蛋白是由蛋白質「載脂蛋白」（Apoprotein, Apo）和三酸甘油酯、膽固醇、磷脂等組成的球形大分子複合物。應用超速離心方法，可以將血漿脂蛋白分為 5 大類：乳糜微粒（Chylomicron, CM）、極低密度脂蛋白（Very-Low-Density Lipoprotein, VLDL）、中間密度脂蛋白（Intermediate-Density Lipoprotein, IDL）、低密度脂蛋白（Low-Density Lipoprotein, LDL）和高密度脂蛋白（High-Density Lipoprotein, HDL）。這 5 類脂蛋白的密度依次增加，而顆粒則依次變小。

一氧化氮能有效抑制低密度脂蛋白的合成，使血液中的低密度脂蛋白（LDL）在短期內數量減少，使血液中的膽固醇、三酸甘油酯也隨之減少。另外，一氧化氮可以促進高密度脂蛋白的合成，使血液中的膽固醇、三酸甘油酯迅速從血管運輸到肝臟，達到代謝、排出和降脂目的。

一氧化氮與高血糖

糖尿病是一組以慢性血葡萄糖（簡稱血糖）含量增高為特徵的代謝

性疾病，由胰島素分泌和作用缺陷引起，可導致眼、腎、神經、心臟、血管等組織器官的慢性進行性病變、功能減退與衰竭，病情嚴重或緊迫時可能發生急性嚴重代謝紊亂。

糖尿病是常見疾病、多發性疾病，其患病率正隨著人們生活水準提高、人口老化、生活方式改變而迅速升高，逐漸增長為一種流行趨勢，這種疾病的發病率在近 40 年顯著增加。

目前國際上通用 WHO 糖尿病專家委員會提出的病因學分型標準（1999）：第一型糖尿病，β 細胞破壞，常導致胰島素的絕對缺乏；第二型糖尿病，從以胰島素阻抗為主伴隨胰島素分泌不足，到以胰島素分泌不足為主伴隨胰島素抵抗。

大多數糖尿病患者死於心腦血管動脈粥狀硬化或糖尿病變，與非糖尿病人群相比，是糖尿病人群所有原因的死亡率增加 1.5 ～ 2.7 倍，心血管疾病的死亡率增加 1.5 ～ 4.5 倍，失明率高達 10 倍，下肢壞疽截肢率更高達 20 倍。

與非糖尿病人群相較，糖尿病人群中動脈粥狀硬化的患病率較高，發病年齡較低，病情進展較快。而作為代謝症候群的重要組分，已知動脈粥狀硬化的易患因素如肥胖、高血壓、脂質代謝異常等，在糖尿病（主要是第二型）人群中的發生率均明顯增高。動脈粥狀硬化主要侵犯主動脈、冠狀動脈、腦動脈、腎動脈和肢體外周動脈等，因而引起冠心病、缺血性或出血性腦血管病、腎動脈硬化、肢體動脈硬化等。

在細胞方面，糖尿病改變了多種細胞功能，包括內皮細胞和平滑肌細胞，而最終引起血管結構、功能紊亂。糖尿病是高血糖血管病變的晚期表現，其機制為內皮型一氧化氮合酶（endothelial Nitric Oxide Synthase, eNOS）的基因多態性與環境因素相互作用所引起的，會導致血管內皮功能障礙，一氧化氮合成減少從而引發血管病變。

如前文所述，許多症狀是由於蛋白質醣基化終產物造成的。已有不

少證據表明，在糖尿病動物飲食中添加一氧化氮合成底物 L- 精胺酸，可使糖尿病動物體內一氧化氮的合成增加，從而延緩糖尿病血管病變的發生，或改善已有的糖尿病血管病變。

最近又有學者發現。運動可以使糖尿病患者體內的一氧化氮合成增加，從而延緩血管內皮受損，這些結果為臨床通過增加患者體內的一氧化氮含量以防治糖尿病血管內皮損傷，提供了依據。

第三章

遠離心腦血管疾病

Nitric Oxide

NO
N=O

增加一氧化氮，減少心血管疾病

心血管疾病是全球發病率與死亡率最高的疾病。早前癌症更流行，現在心血管疾病超過了癌症。近 20 年來，心血管疾病的發生率有上升趨勢，特別是在女性中更為明顯。儘管女性的首要死亡原因曾經是癌症，但如今則為心血管疾病。

心血管疾病有很大程度是一種生活方式的疾患，因此可以透過改變生活方式而加以維護。而不健康的飲食，如飽和脂肪，紅色肉類，包裝食物中添加氫化油，食物中添加過量鹽，水果與蔬菜數量攝取不足，都能致使心血管疾病增加。而且，久坐與肥胖進一步增加了心血管疾病的發生率。這種不良的生活方式已經危及人體的健康狀況，因此改變生活方式將可以引導人體健康的改善。

1998 年，三位科學家因為發現一氧化氮在體內廣泛分布以保護人體，可以抵抗心血管疾病與其他疾病的訊號分子因而獲得諾貝爾獎。由於一氧化氮可被氧化劑（飽和脂肪、炎症、氧化緊迫相關的氧自由基）快速破壞，攝取富含抗氧化劑的食物對於預防一氧化氮缺乏來說，非常重要。

運動時，骨骼、肌肉處在不斷的運動當中，可以為周圍的組織和細胞帶來營養，進一步加速組織的恢復。同時，新陳代謝也會加快。所以，在習慣運動健身之後，腿和手臂幾乎不會疼痛。但原則是：必須不斷持續的運動。如果一星期只運動一天是不會有效果的，因為一氧化氮

生成不夠。所以，如果有少量到中等程度的運動，就可以幫助我們增加一氧化氮的生成。

　　一氧化氮不但可以加速血液流動，從長期來講，還能夠保護心血管系統免受疾病的困擾，這樣能夠啟動那些能夠生成一氧化氮的酶——即內皮合成酶，來製作一氧化氮。研究人員還發現，如果經常運動或者重複某一種訓練，還能調節內皮的一氧化氮合酶，因為能調節基因，可使身體持續不斷的產生一氧化氮。透過這樣的途徑，能持續合成更多一氧化氮。

　　不斷的運動也可以產生一些能限制氧化的自由基，降低那些會導致氧化反應的自由基，保護人體中已形成的一氧化氮，同時又能增加體內一氧化氮的含量。鍛鍊身體能夠減緩動脈硬化的速度，同時一氧化氮也能減少動脈硬化，會大大減緩動脈硬化的速度。所以，不光是在心血管疾病方面，在中樞神經系統裡，一氧化氮對神經傳輸也能發揮重要的作用，比如記憶。

　　一氧化氮在維持血管張力的恆定和調節血壓的穩定性中有著相當重要作用。在生理狀態下，當血管受到血流衝擊、血壓突然升高時，一氧化氮能作為平衡的使者，維持其器官血流量的相對穩定，使血管具有自身調節的作用。它能降低平均全身動脈血壓，控制全身各種血管床的靜息張力，並且增加局部血流，是血壓的主要調節因子。

一氧化氮與動脈硬化、冠心病的關係

　　動脈硬化是一種動脈的非炎症性病變，可使動脈管壁增厚、變硬、失去彈性、血管腔變狹小。動脈硬化是隨著年齡的增長而出現的血管疾病，通常在青少年時期發生，中老年時期加重、發病，男性較女性多。近年來，該病有逐漸增多趨勢，已成為老年人死亡的主要原因之一。在

過去，女性由於激素的原因，動脈粥狀硬化的發病率比較低。但是隨著生活方式的改變，發病率正在增加。

冠狀動脈性心臟病（Coronary Artery Heart Disease, CHD），簡稱冠心病，是一種最常見的心臟病，指因冠狀動脈狹窄、供血不足而引起的心肌機能障礙或器質性病變，故又稱缺血性心臟病（Ischemic Heart Disease, IHD）。症狀表現為胸腔中央產生一種壓榨性的疼痛，並可牽連至頸、頷、手臂、後背及胃部。發作的其他可能症狀有眩暈、氣促、出汗、寒顫、噁心及昏厥。嚴重者可能因心臟衰竭而死亡。

一氧化氮的發現使內皮在維持血管腔環境健康中的地位得以確認，一氧化氮調節血管張力和心肌收縮力，能抑制血小板在局部的黏附、聚集和白血球在血管內的黏附，以及抑制血管平滑肌細胞增殖和遷移，並維持內皮細胞的完整性，從而抑制血栓的形成。具體的作用如下：

一氧化氮具有舒張血管的作用

血管內皮細胞或神經細胞釋放的一氧化氮是體內主要的舒血管物質，它能平衡交感神經系統和腎血管緊張系統引起的血管張力。當一氧化氮與血紅素中的鳥苷酸環化酶連接時，該酶被啟動，使三磷酸鳥苷轉化成環磷酸鳥苷，而環磷酸鳥苷再啟動依賴環磷酸鳥苷的蛋白激酶，透過以下幾條途徑舒張血管平滑肌：

① 啟動 Na^+/K^+ 泵，細胞內 K^+ 增加而 Na^+ 減少，使細胞膜處於超極化狀態，平滑肌興奮性降低。

② 啟動鈣泵，細胞內 Ca^{2+} 減少，使平滑肌舒張。此外，一氧化氮可啟動細胞膜鉀通道，使 K^+ 電導增加，細胞超極化，電壓依從性鈣通道失活，細胞內 Ca^{2+} 減少，平滑肌舒張。這些作用降低了平滑肌肌球蛋白的磷酸化，導致了舒張。

一氧化氮能防止血小板在血管內皮黏附聚集

當血管內皮細胞受損，內膜下層膠原組織暴露於血流之中，血小板便黏附聚集於局部，釋放出血清素、血小板等生長因子物質，它們可促使平滑肌細胞增生，加速動脈硬化發生。而血管內皮細胞釋放的一氧化氮，能抑制血管損傷後血小板的凝聚，防止血小板黏附於血管壁。其主要機制為：一氧化氮可使血小板內環磷酸鳥苷增多，增多的環磷酸鳥苷進一步使血小板內的 Ca^{2+} 外流，從而抑制其黏附和聚集。

一氧化氮可防止白血球黏附，使血管內皮免於受損

白血球黏附是動脈硬化形成的早期因素，一氧化氮能影響細胞黏附分子的活性或抑制其反應，從而抑制白血球黏附於血管內皮，維持血流通暢。所以，這就是一氧化氮能防止動脈硬化形成的原因之一。

一氧化氮能抑制血管平滑肌增殖

已經證明，一氧化氮能通過環磷酸鳥苷誘導機制抑制血管平滑肌細胞的有絲分裂，抑制其增殖和遷移，進而減少其膠原纖維、彈力纖維的產生，進一步防止動脈粥狀硬化的形成與發展。愈來愈多的實驗表明，刺激中的內皮細胞內，一氧化氮顯示出明顯的抑制作用，減少血管平滑肌細胞和炎症以及動脈粥狀硬化。

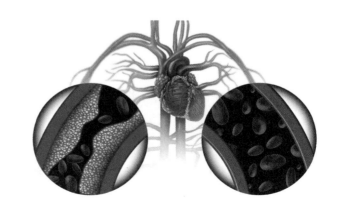

▲ 一氧化氮可防止動脈粥狀硬化的形成與發展。

一氧化氮與腦梗塞的關係

　　腦梗塞是缺血性腦血管疾病的一種，多見於中老年人，無顯著性別差異，它是由腦血管壁本身的病變所引起的。腦梗塞產生的病因較緩慢，從發病到病情發展高峰，需要數十小時至數天。這種病常在睡眠中或安靜休息時發生。有些病人往往睡前沒有任何前兆症狀，早晨醒來時發現偏癱或失語，這可能與休息時血壓偏低、血流緩慢有關，但也有一些在白天發病的病人，由其常有頭昏、肢體麻木無力及短暫性腦缺血發作等前驅症狀。

　　腦梗塞形成最常見的病因是動脈硬化。由於腦動脈硬化，血管腔內膜粗糙、血管腔變窄，在某些條件下，如血壓降低、血流緩慢或血液黏稠度增高、血小板聚集性增強等因素的作用下，凝血因子在血管腔內凝聚成塊，形成血栓，易使血管閉塞，血流中斷，從而使血管供血區的腦組織缺血、缺氧、軟化、壞死而發病。

　　通常腦梗塞在即將形成之前，腦部血流會減慢淤滯。此時，我們體內就會出現各種代償機制。在其他病變較輕的時候，血管內皮細胞等會加速合成，釋放一氧化氮來舒張血管和抗血小板凝聚物質。但當人體代償功能較強時，會引起短暫性腦缺血發作；而當人體失去代償機制時，血小板會黏附聚集誘使血栓形成。所以，在急性腦梗塞形成期與極初期，與血管內一氧化氮含量降低有關。不過，在血栓形成的後腦水腫期，一氧化氮可能參與腦組織損傷作用。所以，對急性腦梗塞形成患者，早期給予一氧化氮供體治療可望改善預後，但腦水腫時則不宜給予一氧化氮供體治療，應改加強抗氧化治療。

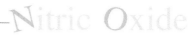

第四章

防治糖尿病

糖尿病所致的血管病變，主要與醣代謝障礙及普遍的醣基化、脂質代謝障礙等有密切相關。目前大多數學者認為，糖尿病血管病變與內皮功能受損有密切關連，而一氧化氮在其中有著十分重要的作用。糖尿病、高血壓、吸菸和肥胖（尚不明確）人群的血管不能產生足夠的一氧化氮。

有糖尿病時，一氧化氮的合成會減少

不少學者發現，糖尿病老鼠血管內皮細胞合成一氧化氮的能力會下降。最近科學家透過對有糖尿病老鼠的腦動脈研究發現，壓力刺激所引起的血管收縮，有糖尿病的老鼠較正常老鼠明顯。

有實驗表明，患糖尿病時，醛醣還原酶活性增加，使更多葡萄糖轉化為山梨醇，而三磷酸腺苷的生成減少，會消耗較多的還原型輔酶 II，使同樣需要還原型輔酶 II 的一氧化氮的合成減少。科學家也證明，醛醣還原酶抑制劑可使糖尿病老鼠血管的乙醯膽鹼誘導的血管舒張趨於正常。

用於防治糖尿病血管併發症的藥物胺基胍（Aminoguanidine, AG）也被證明有抑制醛醣還原酶活性的作用，可阻斷葡萄糖向山梨醇轉化，從而使較多的還原型輔酶 II 用於一氧化氮的合成，這可能是胺基胍防治糖尿病血管併發症的作用機理之一。雖然胺基胍可以降低糖尿病患者的蛋白質醣基化終產物的生成，但是由於其毒性，在臨床上的實驗已經終止。

有糖尿病時，一氧化氮的活性會下降

不少學者認為，在糖尿病患者的血管內皮的一氧化氮合成並不會減少，但在某一階段或某一器官，其合成甚至會增加。罹患糖尿病時，生成的某些物質對一氧化氮的滅活，卻是一氧化氮依賴的血管舒張障礙的主要原因。

患糖尿病時，血管內皮依賴的血管舒張功能下降可能與下列因素有關：
① 一氧化氮合成減少。
② 一氧化氮滅活增加。
③ 一氧化氮從內皮擴散到平滑肌的過程受阻。
④ 一些受體功能發生改變（如一氧化氮受體下調）。
⑤ 血管內皮釋放的縮血管物質增多。

糖尿病血管病變的發生、發展不是由單一因素決定的，而是由多因素共同作用的結果。在糖尿病不同的階段，不同的器官占主導地位的機制可能都有不同。瓦奇（Watcher）等也提出，一氧化氮在罹患糖尿病時的變化是一個隨病情改變的過程，即早期一氧化氮代償性合成增加，而晚期則合成變減少。

已有不少證據表明，在糖尿病動物飲食中添加一氧化氮合成底物精胺酸，可使糖尿病動物體內的一氧化氮合成增加，從而延緩糖尿病血管病變的發生，或改善已有的糖尿病血管病變。

雖然糖尿病治療起來很複雜，面臨著挑戰，像其它多因素導致的疾病一樣，但是血管不能產生足夠的一氧化氮，似乎是核心的因素。

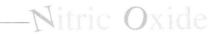

第五章

一氧化氮與腫瘤

　　以一氧化氮作為健康信使參與炎症反應、訊號傳遞、血管調節及免疫調節等多種功能的運作已被廣泛運用，而在消化系統的生理功能和臨床病理之間也存在著廣泛與密切的聯繫，具有透過多種改變消化道腫瘤生長、發展和轉移的作用。

　　一氧化氮對於腫瘤的生長和抑制是很複雜的。雖然不是所有腫瘤，但是有很多腫瘤增加了誘導型一氧化性合酶產生的一氧化氮含量。高水準的一氧化氮對於細菌、病毒、病原體、正常細胞和腫瘤細胞是有毒性的，能抑制它們的生長。但是腫瘤是由很多不同類型的細胞組成的，生化試驗不能確定增加的誘導型一氧化性合酶，是由腫瘤細胞、還是其它腫瘤周圍的細胞產生的。實驗室的研究結果有點混亂，一些研究表明一氧化氮能抑制腫瘤生長，也有研究表明一氧化氮不能抑制腫瘤生長。因為很多腫瘤只有很少或者沒有一氧化氮發揮作用的受體（比如鳥苷酸環化酶），一氧化氮和腫瘤的故事還沒有結局。

　　顯而易見，需要更多的研究來要回答這些重要問題，和幫助開發預防腫瘤產生和生長的新藥。針對這些問題的答案，穆拉德博士的實驗室已經有了重大的進展。

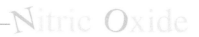

第六章

「啟動」大腦

美國威克森林大學醫學院的科學家們在網路版的《神經生物學》（*Neuroscience*）上發表文章，聲稱他們發現人體中的一氧化氮能幫助人腦在早晨「啟動」，以使我們能夠處理視覺、聽覺、觸覺等感官資訊。

該文章的第一作者，神經生物學和解剖學的助理教授戈德威（Godwin）博士說：「我們得到了關於大腦處理感官資訊的新知識，這有助於我們更加理解在精神分裂症、注意力不足症和癲癇中出現的問題。」

科學家們透過對雪貂的研究，開始理解一氧化氮這個小氣體分子對健康的重要性。藥物「威而剛」通過減緩陰莖中的一氧化氮的分解，從而增加了血液流量；心臟病藥物「硝化甘油」被身體轉化為一氧化氮來拓寬血管，減輕心絞痛。

白天時，腦幹會自然的向視丘區域釋放少量一氧化氮，但是科學家們對它的用途瞭解卻很少。一氧化氮是在清醒或大腦被喚醒的狀態下被釋放的？透過運動研究，戈德威和他的同事們發現，一氧化氮的增加對從眼睛到大腦的感官資訊交流，有令人驚歎的作用。

戈德威說：「就像電腦在處理複雜應用前需要先啟動作業系統一樣，一氧化氮隨著大腦的醒來而被釋放，透過增強早期的資訊處理來為複雜的大腦運轉打下基礎。」

從眼睛、皮膚、耳朵發出的感官資訊首先到達視丘。視丘擔任門禁

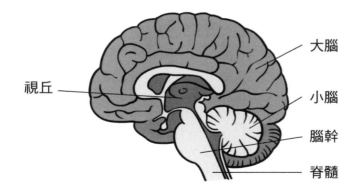

▲ 大腦構造圖

讓資訊通過到達掌管思考的皮層，或者阻止訊息通過。科學家們知道，
視丘會給大腦皮層發送資訊，但是不知道一氧化氮對於皮層回饋資訊的
影響。

　　戈德威說：「我們發現釋放到視丘的一氧化氮，增強了視丘和皮層
間的通訊。這是一個關於大腦通訊的全新知識。」

　　他解釋說，皮層從視丘處得到的視覺資訊是圖像的一小部分，好比
一張照片中的一個像素。然後皮層建立起一個複雜的表述方法，回饋資
訊給視丘來選擇完成圖像所需要的資訊，而一氧化氮則會增強這個回饋
過程。

　　科學家們在研究時把視丘的輸入資訊隔絕為兩組，一組從眼睛輸
入，另一組是皮層的回饋輸入。他們本來期望發現，一氧化氮能夠增強
從眼睛來的訊號。但是相反的，他們發現一氧化氮減弱了眼睛的訊號，
反而增強了從皮層傳來的回饋訊號。從此研究發現看來，這種小分子會
讓皮層盡可能的掌控從視丘來的資訊流量，而我們其他的感官可能也是
用同樣的方式運轉的。

這項結果向人們展示了大腦與自己通訊的方式，這個方式要比人們想像的更加具協合性和靈活性。一般人們都認為，視覺訊號是直接從眼睛到皮層的。現在大家知道，視覺和其他感官資訊更像一個迴路，它隨著大腦的清醒狀態不同，強度會有起有落。

　　這些年來我們已經清楚知道了，大腦中不同的神經細胞產生和釋放一氧化氮，但是只是部分的瞭解了這些神經細胞的範圍和作用。

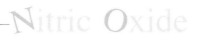
改善阿茲海默症

最近，神經科學家已經瞭解一氧化氮在神經傳導方面的作用，不管神經突觸相連與否，一氧化氮均可以促進神經細胞之間的溝通。實驗結果顯示，抑制腦部製造一氧化氮的酵素會影響腦部長期記憶儲存的能力。

其他腦部研究人員開始測試一氧化氮對阿茲海默症（失智症最常見的類型）和帕金森症等疾病所扮演的角色，在深受上述疾病困擾的病人身上，他們發現這些患者的腦部大都有一氧化氮產量大幅減少的情況發生。

《自然》雜誌報導提供的種種證據顯示，此種一氧化氮產量減少的情況，可能會對記憶的儲存造成障礙並減少腦部的血液流量，而腦部血液流量減少會立刻產生一種叫「β澱粉樣蛋白」的斑塊，該斑塊會在血管內增加和堆積，包括失智症在內，是幾種腦部退化性疾病病人共有的特徵。雖然這種斑塊的化學性質跟心臟動脈阻塞的粥狀硬化斑並不相同，但同樣也會損害腦部血管的內皮細胞。

由此可見，一氧化氮是人體內重要且普遍的物質，以至於有權威的專業研究學者宣稱：一氧化氮無所不在、無所不能。事實上，有些看起來並不相關的疾病，譬如說從失智症、糖尿病到痔瘡都有一個共通點，那就是**一氧化氮的產量不足導致疾病或病情加劇**。

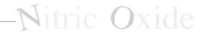

第八章

提高睡眠品質

NO
N＝O

　　人的一生大約有三分之一的時間是在睡眠中度過。當人們處於睡眠狀態中時，可以使大腦和身體得到休息、休整和恢復。睡眠有助於人們日常的工作和學習，而以科學的方法提高睡眠品質，是人們正常工作、學習和生活的保障。

根據失眠發生的時間，失眠症可分為三種：

①　發生在睡眠初期，表現為難以入睡，也是最常見的失眠症狀。

②　整夜時醒時睡。

③　發生在睡眠終期，過早甦醒就無法再入睡。這些患者的共同現象是睡眠都少，並且容易誘發腦部電波的喚醒反應。

　　一氧化氮能誘導多種睡眠因子促進睡眠。目前關於睡眠的發生和調節機制的研究，存在著睡眠因子的觀點，認為內源性睡眠誘導物質和睡眠抑制物質形成複雜的調控網路系統，作用於與睡眠相關的神經結構，形成睡眠──覺醒節律調控。研究證明，體內許多因子具有促進睡眠的作用，如白血球介素 -1、腫瘤壞死因子、生長激素釋放激素、血管活性、前列腺素以及經典的神經遞質 5- 羥色胺，還有乙醯膽鹼、去甲腎上腺素和多巴胺等，這些在睡眠的發生和調節中具有重要作用的物質統稱為睡眠因子。

　　目前研究發現，許多睡眠因子均能促進一氧化氮的產生。有學者認

為，以覺醒時產生的一氧化氮作為信使分子，能引起一系列的連鎖反應，導致促睡眠因子的產生和積累。一氧化氮的半衰期很短，所以中樞神經系統能不斷的產生一氧化氮，促使睡眠因子不斷產生，最終積累到一定的程度後就能促進入眠。

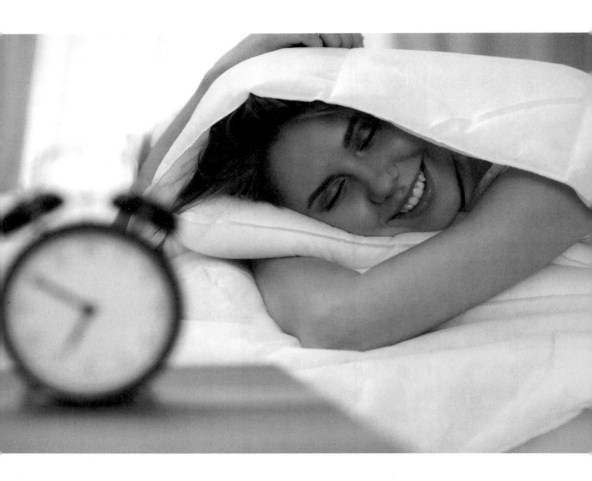

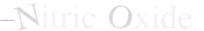
加深學習記憶力

持續時間分類是對記憶最基本、也是被廣泛接受的分類。根據記憶持續的時間將其分為三種不同的類型：**感覺記憶、短期記憶和長期記憶**。

短期記憶模型在過去 25 年裡被「工作記憶」所取代，由三個系統組成：

① 空間視覺形成的短期視覺印象。

② 聲音迴路儲存聲音資訊，這可以通過內在不斷重複長時間存在。

③ 中央執行系統管理這兩個系統，並將資訊與長期記憶的內容建立聯繫。

長期記憶的內容不僅按主題，而且按時間被組織管理。一個新的經驗，一種通過訓練得到的運動模式，首先去到工作記憶作短期紀錄，在此資訊可以被快速讀取，但容量有限。出於經濟因素考量，這些資訊必須作一定的清理。重要的或者通過「關聯」作用被聯想在一起的資訊會被輸送到中長期記憶，不重要的資訊則會被刪除。

一些科學家認為，記憶容量是有限的。為了存貯新的記憶，要刪除一些記憶。另外一些科學家則認為，大腦的記憶容量是無限的，足夠存儲資訊。

記憶度與重要性與情感有關

記憶內容愈是被頻繁讀取，或是一種運動被頻繁重複進行，回饋就會愈精細，內容所得的評價會提高，或是運動被優化。意思就是：不重要的資訊會被刪除，或是另存到其他位置。記憶的深度一方面和該內容與其他內容的連接數目有關，另一方面與情感對其的評價有關。

一氧化氮在中樞神經系統中有多種作用，它可能作為一種逆行信使參與海馬體的長時程增強（LTP）以及小腦的長時程抑制（LTD）過程。海馬體的長時程增強是發生於突觸上的一種記憶模型，被認為是學習記憶的細胞基礎。在長時程增強形成過程中，穀胺酸啟動 NMDA 受體（N-methyl-D- aspartate receptor）通道後，鈣離子會進入突觸後膜，啟動一氧化氮合酶，生成的一氧化氮會從突觸後擴散到突觸前，與鳥苷酸環化酶或二磷酸腺苷——核醣轉移酶（ADPRT）作用，而被啟動的二磷酸腺苷——核醣轉移酶可使其他二磷酸腺苷——糖醯化，進而讓離子通道活性發生改變，或使神經遞質的釋放過程對鈣的敏感性增加，從而導致突觸前神經遞質的釋放增加，讓前突觸傳導，學習記憶就此形成。

第十章

調節視覺系統

Nitric Oxide

NO
N=O

眼睛結構

眼球壁主要分為外、中、內三層。外層由角膜、鞏膜組成，前六分之一為透明的角膜，其餘六分之五為白色的鞏膜，俗稱「眼白」。眼球外層有維持眼球形狀和保護眼內組織的作用。角膜是光線進入眼內和折射成像的主要結構，同時對眼睛也有保護作用，而且是測定人體知覺的重要部位。鞏膜為緻密的膠原纖維結構，不透明，呈乳白色，質地堅韌。

中層又稱葡萄膜、色素膜，具有豐富的色素和血管，包括虹膜、睫狀體和脈絡膜三部分。虹膜呈圓環形，在葡萄膜的最前部，位於晶體前，有輻射狀皺褶，稱為紋理，表面含不平的隱窩。不同種族的人其虹膜顏色不同。中央有一個 2.5 ～ 4mm 的圓孔，稱為「瞳孔」。睫狀體前接虹膜根部，後接脈絡膜，外側為鞏膜，內側則通過懸韌帶與晶體赤道部相連。脈絡膜位於鞏膜和視網膜之間。脈絡膜的血循環營養視網膜外層，其含有的豐富色素起遮光暗房作用。

內層為視網膜，是一層透明的膜，也是視覺形成的神經資訊傳遞的第一站。具有精細的網路結構及豐富的代謝和生理功能。視網膜的視軸正對終點為黃斑部中心凹。黃斑部是視網膜上視覺最敏銳的特殊區域，直徑約 1 ～ 3mm，其中央為一小凹，即中心凹。黃斑鼻側約 3mm 處有一直徑約為 1.5mm 的淡紅色區，為「視神經盤」（optic disc），亦稱

視乳頭，是視網膜上視覺纖維彙集向視覺中樞傳遞的出眼球部位，無感光細胞，故視野上呈現為固有的暗區，稱「生理盲點」。

眼內腔和內容物

眼內腔包括前房、後房和玻璃體腔，內容物包括房水、水晶體和玻璃體。三者均透明，與角膜一起共稱為屈光介質。房水由睫狀突產生，有提供營養給角膜、水晶體及玻璃體和維持眼壓的作用。水晶體為富有彈性的透明體，形如雙凸透鏡，位於虹膜及瞳孔之後、玻璃體之前。玻璃體為透明的膠質體，充滿眼球後五分之四的空腔，主要成分是水。玻璃體有屈光作用，也起支撐視網膜的作用。

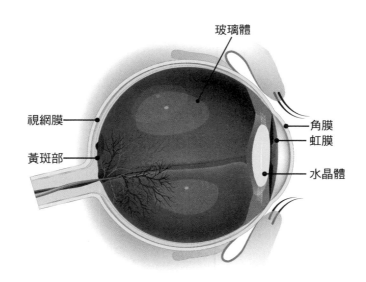

玻璃體

視網膜

黃斑部

角膜

虹膜

水晶體

▲ 眼球結構圖

視神經、視路

視神經是中樞神經系統的一部分。視網膜所得到的視覺資訊，經視神經傳送到大腦。視路，指從視網膜接受視資訊到大腦視皮層形成視覺的整個神經衝動傳遞的路徑。

眼副器

包括眼瞼、結膜、淚器、眼球外肌、眶脂體與眶筋膜。

一氧化氮對眼睛的作用

對眼部循環的作用

眼睛的脈絡膜和視網膜的血管內皮細胞、視幹細胞外節段、視網膜神經元、脈絡膜血管旁神經纖維、視網膜色素上皮細胞等，均可能產生一氧化氮。由此可見，一氧化氮具有調節眼部循環的作用。一氧化氮還能通過影響睫狀體和前房血流量，來調節液體的流出和在眼部的移除。

最近的研究認為，視網膜血管的自主調節可能由以下兩種機制控制：其一是透過血循環中視網膜內皮細胞釋放的一氧化氮來調節；其二是透過脈絡神經節細胞叢釋放的一氧化氮來調節。

由視網膜血管產生的一氧化氮能使小動脈對血壓和氧合成的變化起快速反應，而脈絡膜節細胞叢可能在調節脈絡膜血管快速舒張反應方面，起更重要的作用。因為一氧化氮很容易通過細胞膜和細胞間隙，所以脈絡膜產生的一氧化氮能彌散到視網膜小動脈，從而調節其收縮。

許多研究表明，一氧化氮可以擴張血管，增加血流量，具有調節中樞神經系統以及眼球內外的動脈和視網膜微血管的血液循環的作用。通過調節血液循環，可改善因長期使用眼睛造成的眼部疲勞、視力受損等症狀。

對年齡相關性黃斑部病變的作用

年齡相關性黃斑部病變（Age-related Macular Degeneration, AMD）是一種常見的老年疾病，也是目前是全世界高齡化人口眼睛失明的主要原因，全球將近 2 億人患有此病。年齡相關性黃斑部病變的特徵性表現是黃斑部出現隱結，地圖樣萎縮斑，脈絡膜新生血管形成（Choroidal Neovasulaization , CNV）及色素上皮脫落。在三分之二以上的年齡相關性黃斑部病變患者中，脈絡膜新生血管形成產生的主要原因，是早期的脈絡膜循環障礙。要預防或阻止它的發生，必須改善和促進脈絡膜血流。

內皮型一氧化氮合酶在眼睛脈絡膜血管內皮細胞中反應，透過調控一氧化氮的釋放，發揮調控脈絡膜的血管舒張和血流的功能。當提高內皮細胞中的內皮型一氧化氮合酶蛋白反應和酶活性時，增加了一氧化氮釋放量，促進脈絡膜血流，從而發揮預防和治療退化性黃斑部病變的作用。

對視覺神經系統的作用

眼睛是人類感官中最重要的器官，大腦中約有 80% 的知識和記憶都是透過眼睛獲取。讀書認字，看圖賞畫，看人物，欣賞美景等都要用到眼睛。眼睛能辨別不同的顏色、不同的光線，再將這些視覺形象轉變成神經訊號，傳送給大腦。

一氧化氮作為新發現的神經遞質，廣泛分布於視覺系統三級神經元。在正常情況下，一氧化氮與一些神經遞質和神經肽共同參與視覺發育、視覺資訊的整合及傳遞，並與海馬體的記憶長時程增強效應（LTP）有關。一氧化氮參與視覺神經系統的突觸的可塑性，表明了一氧化氮在剝奪型弱視發病機制方面，能發揮重要功能。

第十一章

保護肝肺

NO
N=O

Nitric Oxide

　　抽菸、喝酒過多會對健康造成不好的影響，這是大家都很清楚的事情。菸抽得太多會罹患肺癌，酒喝得太多會損害肝臟。而過度熬夜，疲勞也會損及肝腎的健康，加上食品裡的添加物，蔬菜中的殘留農藥和腐敗的食物等，都會造成腎臟、肝臟和胃部的負擔。

了解吸菸的危害

　　先來談談菸的影響。菸吸入肺部內之後，會在肺中形成菸垢，當肺部附著菸垢之後，就會產生大量壞氧。據研究，一根菸大約會產生 30 兆個活性氧自由基，所以菸抽得愈多，就會產生愈多的活性氧自由基，使肺組織氧化受損，這和癌細胞病變有著密切的關係。

　　有資料顯示，平常抽一根菸就必須吃 20 ～ 30 顆橘子分量的維生素 C，才能抵消那根菸所產生的活性氧自由基，不光損害肺，還損害其它組織，由此可知抽菸對人體的危害。

了解酒精的危害

　　其次是喝酒，一旦酒喝多了，大量酒精成分必須在肝臟裡進行解毒，將乙醇變成乙醛，然後再分解成醋酸。在分解過程中，會產生大量壞氧使乙醇氧化，損害肝臟細胞，引起酒精性肝炎。

了解添加物的危害

　　另外，食品化學添加物也是危害不淺。據統計，食品添加物雖然是微量，但我們平均一天當中會攝取至少 50 種以上的食品添加物。這些物質必須在腎臟和肝臟解析毒素，致使壞氧侵襲器官細胞，久而久之，造成器官的嚴重負擔和損害。

一氧化氮於生物學的作用

一氧化氮介導多種生物學作用，其在肺部的生物學作用主要有以下幾個方面：

① 體內重要的舒血管物質。它能催化環磷酸鳥苷生成，使血管平滑肌舒張，乙醯膽鹼、緩激肽等強舒血管物質均是通過一氧化氮介導擴張血管，對維持肺血管舒張具有重要作用。

② 作為呼吸系統唯一非膽鹼能、非腎上腺能神經遞質，舒張氣道平滑肌，擴張氣道。

③ 在宿主防禦中具有重要作用。當巨噬細胞被內毒素或 T 細胞啟動，能產生大量一氧化氮及其他炎症介質，殺傷細菌及腫瘤細胞。

④ 可促進纖維蛋白溶解，抑制血小板聚集，產生抗凝作用。

⑤ 抑制嗜中性粒細胞的聚集，減少黏附分子的反應，並發揮其抗炎作用。

⑥ 介導炎症細胞凋亡及促炎細胞因子的產生，調節炎症反應的方向。適量的一氧化氮對人體具有保護作用。

治療肺動脈高壓

內源性一氧化氮透過擴張肺血管，對肺循環生理和病理過程有重要調節作用。因此，外源性吸入一氧化氮，在治療各種肺動脈高壓中有重要意義。由於一氧化氮可與血紅蛋白結合迅速滅活，所以吸入一氧化氮僅作用於肺血管，不可能對體循環產生作用。

臨床研究也證實，吸入低濃度（20～40ppm）一氧化氮可顯著降低原發性肺動脈高壓、先天性心臟病及正常人因缺氧誘發的肺動脈高壓。對於早產兒由於肺不完全發育和肺部血管收縮導致的肺動脈高壓，吸入低濃度的一氧化氮氣體會非常有幫助。

調節肝血流量

一氧化氮通過調節肝血流量，影響肝組織氧化過程。當一氧化氮合成受到抑制時，肝竇血流會減少，血小板聚集，在微血管中形成血栓，接著白血球黏附，對肝組織的氧化損害作用便會加劇。而一氧化氮合成增加時則可以改善組織的缺血，減少氧化損害作用。

第十二章
改善腸胃功能

消化和吸收是人體獲得能源、維持生命的重要功能。食物，包括維生素、金屬鹽類及微量元素，在胃腸道內經過一系列複雜的消化分解過程，成為小分子物質被腸道吸收，經肝臟加工處理變為人體必需物質，供全身組織利用。其餘未被吸收和無營養價值的殘渣，構成糞便後被排出體外。

此外，消化系統尚有一定的清除有毒物質及致病微生物的能力，並參與人體的免疫功能，同時分泌多種激素來參與系統和全身生理功能的調節。消化過程的完成依靠消化道的物理（運動）作用和化學（分泌）作用，以及兩者之間的相互協調。這些均透過調節神經、胃與腸及胰臟分泌的酶，以及一些激素和體液來完成。

消化系統疾病包括食道、胃、腸、肝、膽、胰、腹膜、腸系膜以及網膜等臟器的疾病。消化系統疾病屬常見病，其中消化性潰瘍是最常見的消化系統疾病之一。以臺灣為例，國人胃癌和肝癌的死亡率在惡性腫瘤死亡率排名中，分別位於第二和第八位（2021 年數據）。近年來，大腸癌、胰腺癌患病率亦有明顯上升趨勢。其中，大腸癌已位居十大癌症死亡率的第三位。

調節並修復，一氧化氮提供一臂之力

在正常的生理情況下，胃十二指腸黏膜經常接觸有強侵蝕力的胃酸

和在酸性環境下被啟動能水解蛋白質的胃蛋白酶，此外，還經常受攝入的各種有害物質的侵襲，但卻能抵禦這些侵襲因素的損害，維持黏膜的完整性，主要是因為胃十二指腸黏膜具有一系列防禦和修復機制。

消化性潰瘍的最終形成是由胃酸／胃蛋白酶對黏膜自身的消化所致。因胃蛋白酶活性是 pH 依賴性的，在 pH > 4 時便失去活性，因此在探討消化性潰瘍發病機制和治療措施時，主要考慮的是胃酸的問題。無酸情況之下罕見潰瘍發生，以及抑制胃酸分泌藥物能促進潰瘍癒合的事實，均確證胃酸在潰瘍形成過程中的決定性作用，是潰瘍形成的直接原因。胃酸的這一損害作用，一般只有在正常黏膜防禦和修復功能遭受破壞時才能發生。此外，幽門螺旋桿菌能在胃中存活，通過不明的機制增加胃十二指腸潰瘍的形成。

人的消化道組織中均有一氧化氮合酶（NOS）分布，各節段密度不同，其中以小腸為最高，在胃腸壁各層均有分布。一氧化氮參與胃腸黏膜血流量的調節，胃黏膜分泌功能調節，胃腸黏膜免疫防護屏障，以及胃腸動力調節，並在黏膜損傷時發揮重要的修復功能。

腸黏膜細胞是身體中更新最快的細胞之一。胃腸道黏膜的完整性依賴於各種保護因子和黏膜所暴露的損害因子之間的平衡，黏膜保護性因子包括黏膜血流的調節，鹼性黏液的持續分泌，黏膜上皮的增殖和恢復。

一氧化氮在調節胃黏膜血流量和維持黏膜完整性方面有著重要作用。同時，它還可調節胃黏膜血管基礎的張力，增加血流量。因激動、酗酒等引起缺血再灌注而造成的黏膜損害，一氧化氮則可通過以下機制減輕損害：擴張血管，改善組織血供，抑制血小板黏附於血管內皮，消除過氧化基團。

一氧化氮在調節胃黏膜的分泌中也有重要意義，可引起胃黏膜上皮細胞環磷酸鳥苷（cGMP）濃度的增加，黏液分泌增加，黏液層增厚以

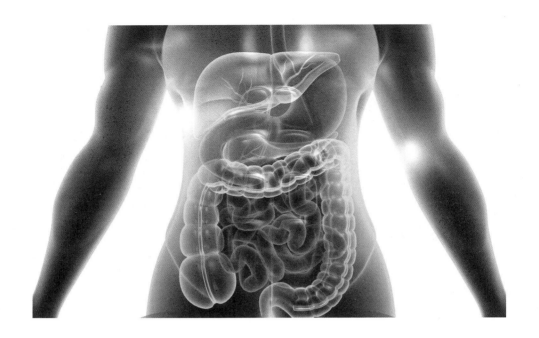

及胃酸分泌的明顯減少。

　　此外，一氧化氮亦可減輕血小板活化因子引起的腸損害，在缺血再灌注模型中有抗休克和保護內皮的作用，對白血球黏附和滲出有化學屏障作用，可減少腸上皮通透性並促進急性損害後上皮的修復。

　　一氧化氮能導致腸蠕動中的腸舒張。作為胃腸道內一種重要的非腎上腺素、非膽鹼能神經抑制性神經遞質，一氧化氮在胃腸道方面，具有重要的調節作用。

　　在胃腸道中，一氧化氮也能發揮作用其免疫功能。一氧化氮形成可能是人體或細胞抵禦外來病原的第一道防線，同時還可介導免疫訊號。雖然自 1997 年穆拉德博士就發現了一氧化氮的作用，仍然還有很多的未知領域需要進一步的研究。

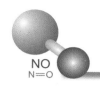

增強性功能

NO
N=O

資料顯示，中國新疆南疆地區的長壽老人每週仍能保持正常性生活。性能力與壽命有什麼關係呢？原來，細胞每次分裂之前，首先要進行基因複製，細胞核裡的染色體基因組由一個變成兩個。染色體的兩端學名叫端粒（Telomere），在複製過程中，對端粒起作用的是端粒酶，而人的生殖細胞的端粒酶活性較高。端粒酶的增加就保證了基因的複製，活化了細胞，也就延緩了衰老。

據統計，婚後青年進入 30 歲之後，四分之一的人其性能力明顯下降，這同時也是早衰的表現。科學家在端粒中發現了一氧化氮合酶對人體性能力及長壽的價值意義，它沒有任何激素，對人體無任何毒副作用，且能讓人年輕長壽。很多 70 ～ 80 歲的男性反映，補充一氧化氮之後，性能力有不同程度的增強。這是由於補充一氧化氮後，生殖細胞活躍，性能力、性慾便會隨之增強。

啟動陰莖勃起的小分子物質

20 多年前，科學家們的研究確定了，一氧化氮為啟動陰莖勃起的小分子物質。源自於陰莖的性刺激刺激了神經，使之釋放一氧化氮，從而使陰莖中正常狀態下呈收縮狀態的平滑肌鬆弛。血液灌注進入、擴張被肌肉包繞著的陰莖海綿體組織，使之如同氣體充入氣球一樣的勃起。但是，陰莖勃起之後如何持續不斷維持，則仍然不清楚。

2005 年 3 月 19 日的《美國國家科學院院刊》雜誌中，發表了美國約翰·霍普金斯大學泌尿生理學家亞瑟·伯奈特等人的研究報告，其結果表明，一氧化氮對於維持陰莖的勃起有重要作用。如同支撐馬戲團所搭帳篷的杆子和繩子一樣，必須有某些東西來維持陰莖的勃起，而且對人體沒有副作用，沒有激素作用。

　　伯奈特等人考慮，一氧化氮可能扮演維持陰莖勃起的角色。他們仔細觀察研究，在陰莖血管內皮細胞和陰莖海綿體組織中，發現一氧化氮合酶（使一氧化氮產生的酶）。他們採用老鼠做實驗，給予老鼠陰莖 15 秒鐘的輕微電流刺激，結果發現能促使其活動性一氧化氮合酶產生的數量增加 40%。阻止一氧化氮合酶活性作用的化學物質，則會減少被刺激陰莖內部的血壓，表明該酶是維持勃起的必需品。

　　另一方面，伯奈特等人發現神經細胞產生的一氧化氮合酶，似乎並不在維持陰莖勃起中起作用。因為在實驗中，如果缺乏內皮一氧化氮合酶，陰莖就不能維持勃起；而如果僅僅是缺乏神經性一氧化氮合酶，則不存在這方面的問題。因此伯奈特等人認為，神經性一氧化氮合酶引發了陰莖初始的勃起，隨之再由內皮型一氧化氮合酶來繼續維持。

　　伯奈特認為，因為女性生殖器中也含有內皮型一氧化氮合酶，所以該研究結果顯示對於男性和女性的性功能障礙治療來說，兩者都能獲益。

　　加州大學泌尿科專家湯姆·呂厄認為，該研究開闢了一條新的思路，因為許多疾病影響到內皮細胞，如高膽固醇就可能干擾一氧化氮合酶，並因此而造成男性陽痿。

第十四章

延長女性生育能力

Nitric Oxide

NO
N=O

　　很不公平的是，許多對於性能力的研究顯然都有性別歧視，只專注於男性的陰莖勃起和陽痿，實在令也需要狂愛興奮的女性氣憤不平。伯奈特和其研究組員開始著手對相當於男性陰莖的女性陰蒂勃起進行研究。

　　伯奈特等人首先面臨的困難，就是不容易找到自願者進行陰蒂研究。因緣湊巧，剛好有三位要進行女性化生殖器整形手術的病人，伯奈特等人便懇求她們共同參與推動人類醫學進步發展的實驗。最終一共找到四位病人和她們十分開明的監護人，欣然同意合作。

　　這四位病人有性別區分異常，其中有三位是由於先天性腎上腺增殖引起的女性假陰陽人，分別是 2 個月大、3 歲和 12 歲；另一位 17 歲的女性則是真的陰陽人。這些病人自從診斷出性別區分異常後便用醫藥治療，在進行女性化生殖器整形手術時，都有正常的女性類固醇性荷爾蒙。在女性化生殖器整形手術的過程中取得的檢驗物，包括陰蒂頭和陰蒂海綿體。

　　為了使研究更完整準確，除了這四位性別區分異常的病人外，伯奈特等人也在一位 46 歲正常女性死者死亡的 12 小時內取得更完整的陰部組織。這位女性的骨盤解剖完整，沒有因疾病或死因而受損。

　　發表在 1997 年泌尿學期刊上的論文顯示，伯奈特等人用免疫組織化學的技術，發現人類陰蒂有一氧化氮合酶的存在：陰蒂海綿體比陰蒂頭有較大量的神經型一氧化氮合酶（nNOS 或 NOS-1），而陰蒂頭則有

較大量的內皮型一氧化氮合酶（eNOS 或 NOS-3）。這個發現果然和男性陰莖不謀而合。男性陰莖海綿體充血勃起的主要媒介是由神經型一氧化氮合酶所製造的一氧化氮。

提高受孕率與確保妊娠安全

　　神經型一氧化氮合酶分布在神經系統中，它合成的一氧化氮可調節神經、傳導訊號，如參與包括學習、記憶在內的多種生理過程，並且具有調節腦血流量的作用；在一些外周神經系統中，有著神經遞質的作用，調控腸、胃等器官的功能等。更有研究表明，一些神經退行性疾病的發生、發展，就和一氧化氮有關。若一氧化氮過少，會導致失智症等。

　　另外，美國科學家最近通過一項研究發現，一氧化氮這種能夠幫助男性恢復勃起功能和增加血流量的化學物質，也能說明女性保持其生育能力，並改善其受孕能力。

　　研究人員介紹說，高齡女性所排出的卵子非常容易老化，因此這些卵子的可受孕時間較年輕女性的卵子通常要短，這種現象致使高齡女性通常比較難以受孕。

　　在這項研究中，研究人員對 1500 個剛排出的白鼠卵子進行研究。研究發現，那些未能與精子結合的白鼠卵子很快就開始老化。到第 6 個小時，這些卵子基本上就不能正常受精。過了這個時間，如果與精子著床，就非常容易形成畸形的胎兒。其間，研究人員用不同劑量的一氧化氮對部分白鼠卵子進行了處理。結果發現，一氧化氮可以延緩白鼠卵子外殼的硬化進程，同時增加分子的釋放，以阻止多個精子受精的企圖。研究人員還發現，經過一氧化氮處理的卵子，還可以延緩會影響到成孕的其他老化過程。

研究人員認為此結果表明，一氧化氮不但可以用來延長高齡女性以及年輕女性的可受孕時間，還可以用來提高體外受精卵的受孕率。此外，研究還發現，一氧化氮可以用來幫助防止胎兒在早期發育中出現遺傳變異，並可用來預防高齡女性懷孕後常出現的常見妊娠問題，如習慣性流產。

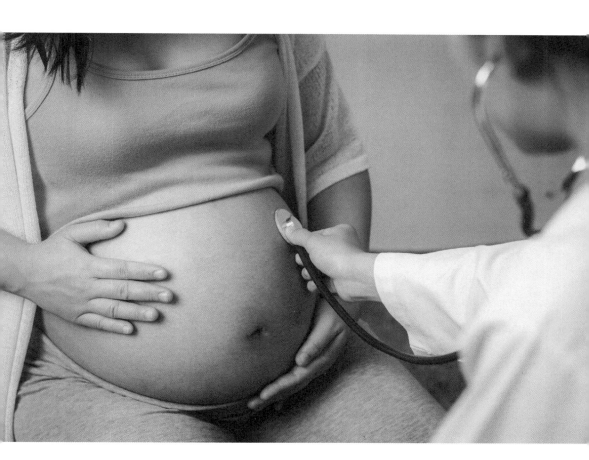

掌握細胞生死大權

NO
N=O

　　白血球的黏附性和浸潤性是白血球的免疫功能。黏附作用是由很多種黏附分子介導，在生理狀態下，白血球不應黏附在血管壁上。以內皮細胞基礎分泌的一氧化氮彌散進入白血球，通過介導環磷酸鳥苷增多，使白血球保持在血液內的穩定性。動物實驗證明，為老鼠注射一氧化氮合酶抑制劑（使一氧化氮減少）可使白血球與血管壁黏附力增加 10倍；注射精胺酸可促使內皮細胞分泌一氧化氮，阻止白血球在血管內膜上黏附和浸潤，減輕實驗動物心肌的缺血以及再灌注性損害，減小心肌壞死面積。

　　美國杜克大學醫學中心的研究人員發現，一氧化氮在人體細胞的「生死」中有著至關重要的作用，它甚至掌握細胞的生死大權。研究人員發現，在人體內隨處可見的一氧化氮分子，對負責指導細胞最基本活動的蛋白質網路具有「召集」作用，這些蛋白質往往能夠決定細胞的生與死。

　　此次的新發現使人類對一氧化氮分子在人體細胞中的作用有了進一步的瞭解，科學家希望藉此來查明導致諸如心臟衰竭、哮喘、阿茲海默症等與細胞衰亡有關的疾病的病因。

啟動免疫細胞的殺菌功能

　　另據研究表示，一氧化氮與免疫細胞有重要關係。免疫細胞放出許

多一氧化氮來滅菌，防止病毒及寄生性的感染。一氧化氮參與骨髓細胞生產，並且顯示因一氧化氮而使殺手 T 細胞的數目增加，以提高免疫力。研究結果表明，一氧化氮可在人體內多種細胞中產生。如當體內 T 細胞啟動巨噬細胞和多形核白血球時，能產生大量的誘導型一氧化氮合酶和超氧化物負離子自由基，從而合成大量的一氧化氮和過氧化氫。這在殺傷入侵的細菌、真菌等微生物和腫瘤細胞、有機異物及在炎症損傷修復方面，有十分重要的作用。

目前認為，經啟動的巨噬細胞所釋放的一氧化氮，可以透過抑制標靶細胞粒線體中的三羧酸循環、電子傳遞和細胞去氧核糖核酸合成等途徑，發揮殺傷標靶細胞的效應。免疫反應所產生的一氧化氮對鄰近組織和能夠產生一氧化氮合酶的細胞，也有毒性作用。某些與免疫系統有關的局部或系統組織損傷，血管和淋巴管的異常擴張及通透性等，可能都與一氧化氮在局部的含量有密切的關係。例如，嚴重的感染和膿毒症時，毒素和炎性細胞子數釋放，顯著增加一氧化氮的形成以殺滅病原體，但是血管也會過度舒張，導致血壓降低和感染性休克。

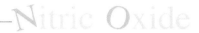

第十六章

提高免疫力和抗疲勞

免疫功能

免疫功能分為**特異性免疫功能和非特異性免疫功能**。

所謂特異性免疫，就是淋巴細胞針對某一種特異性抗原，產生與之相對應的抗體或進行局部性細胞反應，以殺滅特異性抗原。血液中的淋巴細胞按其發生和功能的差異，分為 T 淋巴細胞和 B 淋巴細胞兩類，細胞免疫主要是由 T 細胞來實現，這種細胞在血液中占淋巴細胞總數的 80 ～ 90%。

T 細胞受抗原刺激變成致敏細胞後，其免疫作用表現為以下三個方面：

① 直接接觸並攻擊具有特異抗原性的異物，如腫瘤細胞、異體移植細胞。

② 分泌多種淋巴因子，破壞含有病原體的細胞或抑制病毒繁殖。

③ B 細胞與 T 細胞起協同作用，互相加強，來殺滅病原微生物。

體液免疫主要是透過 B 細胞來實現。當此細胞受到抗原刺激，變成具有免疫活性的漿細胞之後，產生並分泌多種抗體，即免疫球蛋白，用以針對不同的抗原。B 細胞內有豐富的粗面內質網，其蛋白質合成旺盛，通過與相對抗原發生免疫反應，抗體能中和、沉澱、凝聚或溶解抗原，以消除其對抗體的有害作用。

非特異性免疫又稱天然免疫或固有免疫，它和特異性免疫一樣，都

是人類在漫長進化過程中獲得的一種遺傳特性，但是非特異性免疫是人一生下來就具有的。

　　非特異免疫系統包括：**組織屏障**（皮膚和黏膜系統、血腦屏障、胎盤屏障等）；**固有免疫細胞**（吞噬細胞、自然殺手細胞、樹突狀細胞等）；**固有免疫分子**（補體、細胞因子、酶類物質等）。而特異性免疫需要經歷一個過程才能獲得。比如豬瘟在豬群中傳播很快，但和人類無緣，這是因為人類天生就不會得這種病。炎症反應也是人一生下來就有的能力。固有免疫對各種入侵的病原微生物能快速反應，同時在特異性免疫的啟動和效應過程中也有重要的作用。

免疫系統的三大作用

① **生理防禦**：就是人體抵禦病原體及其毒性產物侵犯，使人免患感染性疾病。

② **自身穩定**：人體組織細胞時刻不停的新陳代謝，隨時有大量新生細胞代替衰老和受損傷的細胞。免疫系統能及時的把衰老和死亡的細胞識別出來，並把它們從體內清除出去，從而保持人體的穩定。

③ **免疫監視**：免疫系統具有識別、殺傷並及時清除體內突變細胞，以及防止腫瘤發生的功能，稱為免疫監視。免疫監視是免疫系統最基本的功能之一。

　　一氧化氮是體內非特異性防禦反應系統的組成部分。在體內的巨噬細胞、嗜中性粒細胞等細胞因子和細菌性內毒素脂多醣刺激下，可以啟動一氧化氮合酶合成大量的一氧化氮，對細菌、真菌、寄生蟲有殺傷作用，對體內的腫瘤細胞有毒性作用，但在其發生免疫作用的同時，對那

些反應一氧化氮合酶的細胞自身及其附近細胞，也有毒性作用，也可促進組織急性炎症反應，參與組織損傷和傷口癒合。

適量一氧化氮有助於免疫反應的精細調節，過量則促進免疫病理過程而造成組織損傷。所以，調整一氧化氮含量有助於許多自身免疫病的治療。

抗疲勞

疲勞是人體內所發生的一系列複雜的生化變化過程。國際運動生化會議對疲勞的定義為：**人體的生理過程，不能將機能保持在某一特定含量，或各器官不能維持其預定的運動強度時，稱為「疲勞」。**

疲勞，是防止人體發生威脅生命的過度機能衰竭所產生的一種保護性反應。產生疲勞時即提醒，應減低工作強度或終止運動，以免造成人體損傷。

當人體進行高強度運動時，存在著嚴重的缺血和缺氧，同時作為一種刺激，較大負荷的運動也會引起人體各部分組織血液供應的重新分配。而且，血液供應與細胞中氧和營養物質的供給以及代謝產物的排出，有密切相關。因此，運動醫學界也已將提高人體抗缺血、缺氧的能力，作為提高運動能力和抗疲勞的有效方法之一。

疲勞與一氧化氮有密切的關係。在外周疲勞機制中，高含量的一氧化氮能擴張骨骼肌血管，保證骨骼肌血流量的提高，降低氧的消耗，維持較高的氧攝取率，有利於延緩運動疲勞的產生。

在中樞神經系統中，一氧化氮能降低較強運動負荷所引起的腦組織內皮素信使核糖核酸（ET-1 mRNA）的反應，從而改善大腦局部缺血、缺氧的反應，有利於調節中樞疲勞的產生。由於一氧化氮的雙重作用，所以為人體補充一氧化氮，能夠發揮抗疲勞的作用。

第十七章

治療脫髮

NO
N＝O

Nitric Oxide

　　頭髮可以為顱部提供緩衝及屏蔽太陽光線，並有助於感覺訊息的傳輸。與頭髮的生理性質重要性相比，頭髮有著更大的社會性及心理意義，它不僅在男性和女性的外觀上，有著重要的關鍵作用，也有助於社交和性別鑑定。

頭髮生長週期

　　頭髮具有兩個不同的結構——毛囊和髮根，即頭皮上可見的部分。毛囊在胎兒發育至第 22 週時形成，這是人體內毛囊數量最多的時候，此後人生中的任何階段都不會產生新的毛囊。

　　毛囊的生長具有週期性，分為**生長期、退行期**和**休止期**。生長期是頭髮的活躍階段，髮根的細胞迅速分裂。退行期是頭髮的過渡階段，在此階段約占任何時期頭髮的 3%，此階段約持續 2 ～ 3 個星期。休止期是頭髮靜止期，約占所有毛髮的 6 ～ 8%。在此階段中，毛囊是處於完全靜止的狀態。

　　引起掉髮的因素很多，從遺傳到環境因素都有可能。毛囊週期異常和毛囊型態變化是最常見的脫髮形式，雄性禿（Androgenetic Alopecia, AGA）則是目前最常見的脫髮。而最常見的非雄性禿，有休止期脫髮、斑禿、皮癬、疤痕性脫髮和化妝品引起的脫髮等。

雄性禿治療現況

治療男性雄性禿的三個不同方向為：**抑制進一步惡化，刺激再生**和**掩蓋脫髮**。成功治療脫髮的關鍵有賴於早期介入，一旦發現脫髮病徵，開始使用有效產品進行治療非常重要。

有時候，治療脫髮疾病是很困難的，因為有效性不足，選擇性也非常有限。20 年前，人們對於這種常見的生理型疾病性脫髮，既無充分認識，也無法提供具體的治療方法。

外用米諾地爾（Minoxidil）和口服非那雄胺（Finasteride）已被廣泛接受為是對雄性禿有效的補救措施。米諾地爾是治療高血壓（降壓藥）的第一個片劑藥物。人們發現，患者在接受米諾地爾療程中皆有毛髮旺盛（多毛症）的副作用。多年來，米諾地爾以藥片的形式，廣泛的應用於高血壓治療。瀰漫性雄性禿的女性，可以使用米諾地爾。實際相較之下，藥片的效用對男性比對女性更為有效，米諾地爾的製造商建議婦女使用 2% 濃度的米諾地爾。

非那雄胺（柔沛）是歷史上第一個在絕大多數的男性使用者身上，能夠有效治療雄性禿的藥物。非那雄胺相當的成功，是因為它能顯著性的抑制 II 型 5-α- 還原酶，將睾酮轉化為一種更有效的二氫睾酮（Dihydrotestosterone, DHT）。

一氧化氮凝膠的局部應用

全身系統性治療（以藥片或其他型式的內部系統調理，會影響整個身體系統）可能會降低體內的雄激素。醫生往往會選擇直接應用於頭皮上的局部治療。

內源性產生的一氧化氮具有各式各樣顯著的生物性功能，包括神經

傳遞作用，平滑肌鬆弛以及免疫源反應。皮膚中低量一氧化氮的產生，似乎形成了保護膜的功能，並且能夠協調微血管中血液的流速。

米諾地爾是第一個被美國食品藥物監督管理局批准用於治療雄性禿的藥物，其中就包含了一氧化氮的化學原理，其促進頭髮生長的機制還未被釐清。米諾地爾能開啟鉀離子通道，使得細胞膜超極化，也有擴張血管的功能。從理論上來說，由於血管的擴張和鉀離子通道的開啟，使得更多的氧氣、血液和營養物質能夠輸送到毛囊；這可能會促使毛囊在休止期脫落，然後進入新的生長期，開始長出茂密的頭髮。

在局部劑型的生髮藥物方面，對頭皮造成最常見的不良反應包括過敏性、接觸性皮炎，以及對頭皮表層的過度刺激。曾經有案例指明，非活性藥物成分丙二醇會引起過敏性反應。丙二醇通常使用在皮膚性藥劑上。局部性使用米諾地爾而引發的心血管副作用很少見，其可能的副作用包括水腫、胸痛、血壓變化、心悸和脈搏速度的變化。

在整體系統來說，此類藥物吸收的程度並不高。在一項 35 個人的研究中，測試者有些局部使用了 2% 的米諾地爾，有些使用了空白對照安慰劑，一天各 2 次，實驗長達 6 個月。實驗研究結果顯示，米諾地爾對心臟有相關的影響，例如大幅增加左心室末端舒張容量及心輸出量和左心室體積的改變。同時，測試者對外用型米諾地爾有非特異型的過敏反應，例如蕁麻疹、過敏性鼻炎、臉部浮腫。在使用外用型米諾地爾的治療期間，有報告顯示可能的副作用會有如頭痛、頭暈、模糊、腹瀉、噁心和嘔吐和視覺障礙，包括視力減退等。

一氧化氮在局部的使用能夠擴張血管，進而刺激頭髮生長，擴張後的血管能夠吸收更多毛髮生長所需的氧氣與營養物質。

我們都知道，毛囊密度是毛髮生長的關鍵，在循環過程中，幹細胞隆起可以生成新的毛囊和修復表皮損傷。在我們的實驗「一氧化氮凝膠對老鼠皮膚傷口的作用」中，我們發現與對照組相較，一氧化氮治療組

傷口上的毛囊數量和幹細胞生成的毛囊明顯增加。

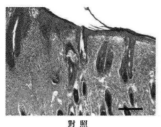

對 照　　　　　　　　　一氧化氮處理

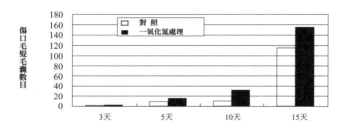

▲ 一氧化氮治療對老鼠傷口毛囊數量的影響。

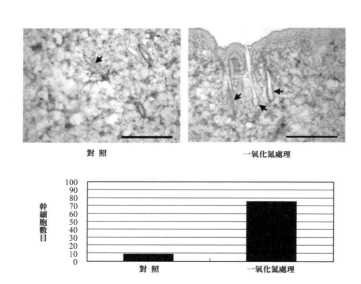

對 照　　　　　　　　　一氧化氮處理

▲ 使用一氧化氮治療對老鼠傷口幹細胞數量的影響。

第四篇

「三獲一補」養生法，教你多活 30 年

1998 年，穆拉德博士等科學家因證明一氧化氮可以作用於人體，是調節血壓、血流的重要訊號分子，並對人體諸多疾病有著重要的治療作用而獲得諾貝爾獎。經過 20 多年的探索，以穆拉德博士為首的國際研發團隊，已經成功將一氧化氮技術應用於食品科技中，並提出「三獲得，一補充」的養生保健方式，讓更多人在防治心腦血管疾病及身體健康調節方面受益。

　　一氧化氮在人體的作用已經得到廣泛認可。通過食物、適量運動、補充保健食品等途徑可以獲得一氧化氮，而適當補充抗氧化劑，又是保持一氧化氮不流失的一個重要手段。所以，「三獲得，一補充」的養生方式，既保證了為身體提供充足的一氧化氮，又能使一氧化氮不被快速氧化而流失，讓身體從源頭達到健康狀態，因此為大眾人群所接受，得到廣泛的應用與好評。

　　光陰催人老，歲月白人頭。探究衰老之奧祕，注重養生之道，尋覓延年益壽之良藥，是歷來人類經久不衰的課題之一。每個人都希望自己健康長壽，古人為我們描繪的「上壽百二十，中壽百歲，下壽八十」的美好藍圖，是人類追求長壽的最高理想。隨著醫學研究和治療方法的進步，人們對壽命的期望值每 10 年就會緩慢增加。

人體內的環磷酸鳥苷呈動態變化。穩定的環磷酸鳥苷濃度和生物學作用不僅取決於環磷酸鳥苷的生成速度，還取決於其代謝速度。影響環磷酸鳥苷合成的關鍵酶是鳥苷酸環化酶，影響一氧化氮代謝的關鍵酶是磷酸二酯酶。

　　環磷酸鳥苷由三磷酸鳥苷經鳥苷酸環化酶催化合成，由磷酸二酯酶催化水解。因此有兩種方式提高人體內環磷酸鳥苷的濃度，即啟動鳥苷酸環化酶來促進產生，或者抑制磷酸二酯酶來減緩水解。前者就是通過服用調控提高體內的一氧化氮濃度的膳食補充品，一氧化氮可以啟動鳥苷酸環化酶，而後者就是著名的藥物「威而鋼」，其活性成分西地那非可以抑制磷酸二酯酶的活性。

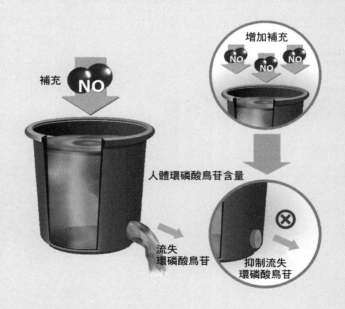

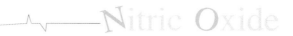

第一章

從食物中獲得一氧化氮

NO
N=O

富含產生一氧化氮的營養食品

　　人體每天所需能量及營養物質，最主要的來源是食物。同樣是吃飯，但人與人之間的差別卻很大，有的人說「病從口入」，但是聰明的人卻能通過科學合理的飲食，來維持身體能量與營養物質的平衡，保持身體的健康。

　　合理的飲食，同樣也是我們獲取一氧化氮的重要途徑。富含一氧化氮的主要營養食品，如穀類、薯類、乾豆類、蔬菜類、菌藻類、水果類、堅果種子類、畜肉類、蛋類、魚蝦蟹貝類、豬蹄筋、丁香魚（乾）、魚片乾、蝦米（海米、蝦仁）、蟶乾、扇貝（乾）、墨魚（乾）、油炸豆瓣芝麻醬。

有益於血液和血管健康的食物

　　＊黑木耳：有防止血小板聚集和抗凝血作用，能減少血液凝聚，防止血栓形成，延緩動脈硬化的發生和發展。黑木耳中的木耳多醣還能調節血脂。

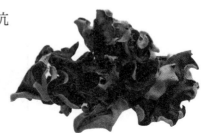

＊**香菇**：包括秀珍菇、草菇等，都是高蛋白、低脂肪、富含維生素的健康食品。特別是香菇還有降血壓作用，它含有核酸類物質，可抑制膽固醇的產生，防止脂質在動脈壁沉積，防止動脈硬化和血管變脆，使血管變得年輕。

＊**蜂蜜**：含有豐富的維生素 C、維生素 K、維生素 B₂、維生素 B₆、胡蘿蔔素，能改善冠狀血管的血液循環，防止血管硬化。

＊**大棗**：含有相當豐富的維生素 P。維生素 P 能增強微血管彈性，防止出血性疾病。

＊**茄子**：含有維生素 P，其中以紫茄子含量最高。維生素 P 能增強微血管的彈性。茄子還含有豐富的維生素 A、維生素 C、蛋白質和鈣，能使人體血管變軟。它還能散淤血，降低心血管中血栓形成的機率。因此，茄子對防治高血壓、動脈粥狀硬化及腦中風有較好作用。

＊**番茄**：含有維生素 P，可保護血管，防治高血壓。番茄內的番茄紅素和纖維素，具有結合人體膽固醇代謝生物鹼的作用，從而阻止人體動脈硬化和防止冠心病的發生。

＊**番薯**：含有多醣與蛋白質的混合物，多吃可降低膽固醇的含量，對防治血管硬化很有利。

＊**玉米**：富含蛋白質，不飽和脂肪酸含量達 85% 以上，主要為亞油酸和油酸，並含有大量的卵磷脂，豐富的鈣、磷、硒等微量元素和維生素 E 等，有促進細胞分裂、延緩細胞衰老、降低血清膽固醇、防止皮膚病變等功效，對減輕動脈硬化和大腦功能衰退有良好的作用。

＊**洋蔥**：含有前列腺素，有擴張血管、調節血脂的功能，可預防動脈粥狀硬化，防止血栓形成。洋蔥中含有洋蔥精油，可以調節血脂。洋蔥是目前唯一所知含有前列腺素 A 的植物，這種物質是一種較強的血管擴張劑，能舒張血管、降低血液黏稠度、增加冠狀動脈血流量，

有降低和預防血栓形成的作用。

　　＊大蒜：含有硫化物的混合物，不僅具有降低血液中膽固醇的功能，其所含的黃酮類物質，還能把附著在動脈血管壁的脂質迅速驅除，從而預防冠心病的發生。大蒜還有調節血脂和抗血小板凝聚的作用，可提升對健康有益的高密度脂蛋白的含量，使冠心病發作的危險性明顯降低。研究證明，生大蒜或大蒜汁能防止高脂肪飲食引起的膽固醇升高，消除脂質在血管內壁的堆積，具有抗動脈粥狀硬化的作用。

　　＊生薑：含有薑辣素，對心臟、血管均有刺激作用，能使心跳加快，血管擴張，血流加速。生薑含有一種和水楊酸相似的化學物質，可防止血液凝固，對調節血脂、血壓，防止血栓形成有良好療效。此外，生薑還含有一種含油樹脂，具有明顯的調節血脂和降低膽固醇的作用。

　　＊海帶和海藻：含有豐富的牛磺酸，可降低血液及膽汁中的低膽固醇，其中的褐藻酸，也可抑制膽固醇的吸收並且促進代謝。海帶多醣可降低血清膽固醇和三酸甘油酯的含量。此外，還富含多種必需胺基酸。

　　＊核桃：含有亞油酸等多種不飽和脂肪酸。亞油酸具有使膽固醇排出體外，使多餘的膽固醇不易被吸收的作用，有防治動脈硬化之功效。核桃還含有豐富的磷，有營養腦神經的作用，一天 3 個核桃，膽固醇數值可降低 5%，罹患心血管疾病的危險可減少 10%。

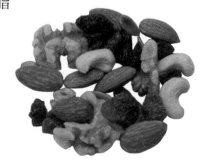

　　＊山楂：山楂中的許多成分具有強心，擴血管，增加冠狀動脈血流量及持久降壓的作用，有改善血循環和促進膽固醇排泄而調節血脂的作用。山楂能顯著降低血清膽固醇及三酸甘油酯的含量，有效防治動脈粥狀硬化。山楂還能增加心肌收縮力，擴張冠狀動脈血管。但胃酸

過多者不宜食用，胃、十二指腸潰瘍患者不可空腹吃，也不宜久服。

＊**蘋果**：富含多醣果酸、類黃酮、鉀及維生素 C 等營養成分，可使積於體內的脂肪酸分解，避免身體過於發胖，減輕心臟負擔。蘋果所含有的類黃酮物質，是一種天然的抗氧化劑，可通過抑制低密度脂蛋白氧化，發揮抗動脈硬化的作用。

＊**豆類**：大豆不但是蛋白質的良好來源，也是防止血脂異常和冠心病的健康食品。因含糖量極低，適合糖尿病患者食用。大豆中含有豐富的不飽和脂肪酸、維生素 E、卵磷脂，具有調節血脂的功能。所以，高膽固醇血症的患者，多食大豆和豆製品很有好處。

＊**燕麥**：含有的油酸、亞油酸、皂苷、卵磷脂以及鈣、鎂、硒等無機鹽，均有降低血清膽固醇在動脈壁上的沉積，進而預防動脈硬化的作用。它含有豐富的亞油酸，占全不飽和脂肪酸的 35 ～ 52%。維生素 E 的含量也很高，還含有皂苷素，可降低總膽固醇和三酸甘油酯，同時可清除血管壁上的低密度脂蛋白，防止動脈粥狀硬化。

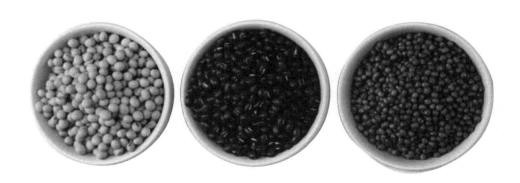

＊**魚類**：含有人體必需的多種不飽和脂肪酸，具有抑制血小板凝聚和降低膽固醇的作用。海魚魚油中不飽和脂肪較多。臨床研究表明，多食魚者，其血漿脂質降低，因此經常吃魚有預防動脈硬化的作用。

＊**菊花**：有調節血脂的功效，還有非常平穩的降血壓作用。尤其是中老年人在綠茶中放一點菊花，對心血管有很好的保健作用。

＊**茶葉**：含有茶多酚，能提高人體抗氧化能力，還能調節血脂，緩解血液高凝狀態，增強紅血球彈性，緩解或延緩動脈粥狀硬化，經常飲茶可以軟化動脈血管。

＊**金橘**：富含維生素 C，能加速膽固醇的轉化，有調節血脂和減緩動脈硬化的作用。金橘中還含有金橘苷等物質，可減少微血管脆性和通透性，減緩血管硬化，調節血壓。

＊**紅薯**：富含鉀、胡蘿蔔素、葉酸、維生素 C 和維生素 B_6，這些成分均有助於預防動脈硬化。其中，胡蘿蔔素和維生素 C 有抗脂質氧化，預防動脈粥狀硬化的作用。補充葉酸和維生素 B_6 有助於降低血液中的半胱胺酸的含量，避免其損傷動脈血管；能供給人體大量的膠原和黏多醣類物質，保持動脈血管的彈性。

＊**櫻桃**：是目前被公認為能為人體去除毒素及不潔體液的水果，它同時對腎臟具有排毒功效，而且還有通便作用。

＊**葡萄**：深紫色葡萄具有排毒作用，能幫助清除肝、腸、胃、腎內的垃圾。

＊**草莓**：草莓是一種可以排毒的水果，且熱量不高，能清潔胃腸道。

增加體內一氧化氮的水果

＊**山楂**：具有明顯的降血脂和增加一氧化氮生成量的作用，從而起到保護血管內皮細胞及防治心腦血管疾病的作用。山楂中所含的維生素 C 具有抗氧化的作用，能夠有效清除體內的氧自由基，防止一氧化氮含量下降，保持一氧化氮的生物活性。

＊葡萄：葡萄中的化學物質，如花青素、白藜蘆醇、維生素 C 和維生素 E 都是抗氧化劑，可以清除氧自由基，因為自由基會抑制一氧化氮的生成。研究人員發現，雖然法國人傾向於食用動物脂肪含量較高的食物，但是心臟疾病的發病率仍然較低。人們認為，這是因為經常飲用紅葡萄酒的緣故。葡萄中含有多酚抗氧化劑白藜蘆醇，植物合成的白藜蘆醇具有抗真菌和其他防禦特性。已證明攝取白藜蘆醇，具有調節血脂代謝，抑制低密度脂蛋白氧化和血小板聚集的作用。白藜蘆醇通過降低一氧化氮合酶輔助因子，增加內皮型一氧化氮合酶的活性，促進內皮細胞一氧化氮的生成。同時，白藜蘆醇也具有降低內皮細胞中，一氧化氮的氧化代謝作用。

　　＊大棗：含有蘆丁，而蘆丁具有延緩腦衰老的作用，該作用可能是透過提高一氧化氮合酶的活性，增加內源性一氧化氮的生成，加強清除衰老過程中產生的自由基，減緩細胞脂質過氧化實現的。大棗中的維生素 A、維生素 C 具有抗氧化的作用。

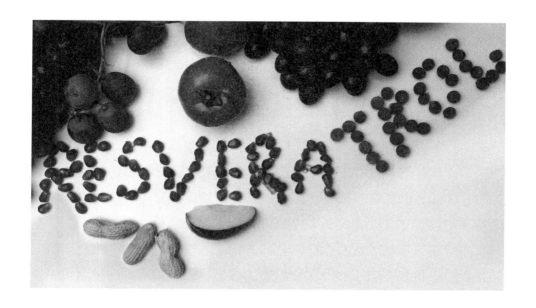

具抗氧化作用，可減少一氧化氮消耗量的水果

＊奇異果：一顆奇異果能提供一個人一日維生素 C 需求量的兩倍以上，被譽為「水果之王」。維生素 C 具有很強的抗氧化作用，能夠清除體內的氧自由基，防止一氧化氮含量下降，保持一氧化氮的生物活性。

＊酸棗：含有維生素 C、維生素 E、酸棗多醣和酸棗多酚等。酸棗萃取物具有很強的抗氧化作用，同樣能夠清除體內的氧自由基。

＊蘋果：蘋果中的蘋果酸、蘋果多酚和維生素 C 可以增強人體的抗氧化能力。

＊甜橙：富含抗氧化劑橙皮苷、柚皮苷和維生素 C。這些成分具有抗氧化、消除自由基的作用。

＊檸檬：世界上最有藥用價值的水果之一，它富含維生素 C、檸檬酸、蘋果酸、橙皮苷、柚皮苷等，抗氧化能力極佳。

＊藍莓：含有維生素 A、維生素 C 和維生素 E 等，具有很強的抗氧化作用。

＊櫻桃、柚子：均富含維生素 C，對清除體內的氧自由基極有幫助。

人與動脈同壽

「人與動脈同壽」是 19 世紀法國名醫卡薩尼斯的一句名言。意思是說，人體的動脈在不斷硬化阻塞，最後當重要器官（心腦）梗塞壞死之日，也就到了人的壽終正寢之時。

血管隨著年齡的增長會自然衰退老化。血管老化以後，由於全身各組織供血、供氧受阻，表現在身體上的就是手腳不靈活、四肢麻木、反

應遲鈍等；表現在組織及器官上的就是冠心病、腦中風等。所以，推遲老化進程關鍵在於延緩血管硬化的過程。只要注意科學飲食，改進飲食結構，加強體能鍛鍊，同時養成良好的生活習慣，血管硬化就可以得到延緩和逆轉。

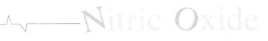

第二章

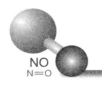

透過運動獲得一氧化氮

堅持有規律的運動

　　一氧化氮與運動的關係密切，它能擴張骨骼肌血管，保證代謝性骨骼肌血流量提高，降低骨骼肌的耗氧量，促進葡萄糖向骨骼肌細胞內轉運。

　　短期急性運動可使一氧化氮生成急劇增加並促進一氧化氮釋放。可能是因為運動後血流加速，產生的搏動性血流具有內皮依賴性的誘導舒血管作用，且對血管的切應力增加，致使內皮細胞一氧化氮合酶被啟動。而骨骼肌細胞內鈣離子濃度升高，進一步啟動鈣離子依賴性的組成一氧化氮合酶。持久的運動鍛鍊可使信使核糖核酸（mRNA）反應提升，增加內皮和骨骼肌生成一氧化氮的能力。

　　隨著年齡的增長，中年之後的人體血管會不斷老化，老化到一定程度會導致心腦血管疾病。堅持有規律的運動，身體就會持續的產生一氧化氮，從而減緩血管老化的速度。

　　如今，動脈硬化的危害眾所周知，動脈硬化是冠心病、高血壓、腦中風的基礎病因，也是許多心血管疾病、糖尿病、失智症等老年疾患的直接或間接高危險因素。長久以來，研究人員對這類疾病一籌莫展，不知如何對付這類隱形殺手。動脈硬化一向被認為是自然老化、不可抗拒的過程。隨著近年來運用醫學的研究與發現，人們總算找到了可以防範、甚至使其逆轉的有效方法，那就是運動。

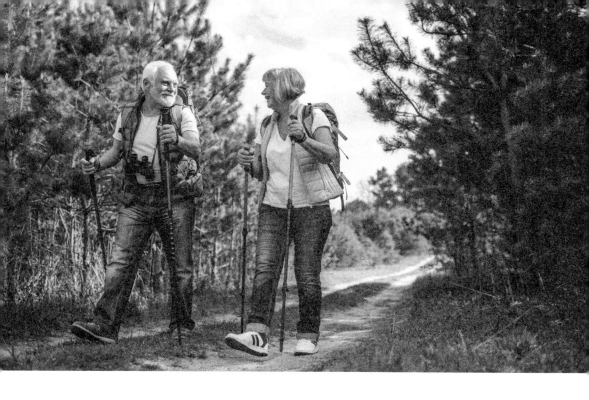

　　生命在於運動，血管亦然。美國心臟學會對年輕人（平均年齡 27 歲）與長青運動員（平均年齡 65 歲）進行了比較研究。結果表明，長期有規律的體力活動或運動，能保護人的血管內皮，避免因年齡增長而導致的血管老化，而且能使老年人的血管功能像年輕人一樣的好。進一步研究發現，長青運動員血液中的自由基的含量與年輕人的一樣低，而不愛運動的老年人則自由基含量相對較高。

　　運動為何能使血管青春常駐呢？奧祕之一在於運動能提升體內的高密度脂蛋白含量，即俗稱的「好膽固醇」。好膽固醇好就好在顆粒小、密度高，可自由進出動脈血管壁，清除沉積在血管壁、引起動脈硬化的低密度脂蛋白，使動脈壁免遭侵蝕，故又享有「血管的清道夫」之稱。

　　有研究資料顯示，每天運動半個小時，如走路、騎自行車、游泳、打槌球、打乒乓球、慢跑、爬樓梯或登山，都能有減肥消脂的作用，提高血管「年輕化」程度，防止血管變老。

含有較多脂肪的食物能使血脂含量短暫升高，也會對血管內皮的功能造成損害，而運動可將這種損害降到最低程度。在一項最新研究發現，享受豐盛而油膩的飯菜之前進行較長距離的散步，可減少脂肪對血管功能的損害。

運動對各大系統的作用

18 世紀法國醫生蒂縈曾說道：「運動就其作用來說，幾乎可以代替任何藥物，但是世界的一切藥品並不能代替運動的作用。」這句話形容得很好，概括的說明了運動對於健康的作用。適度的運動是健身的良藥，也是目前所知能使內皮細胞持續產生一氧化氮的主要途徑。

中老年人參加一些有益於健康的健身運動，對身體諸多系統均有頗多裨益：

心血管系統

運動可增強心血管系統的功能。愛好運動的人心肌收縮有力，排血量增加，滋養心臟的冠狀動脈的口徑會增粗，心臟的供血會得到改善，全身血管的彈性增強，動脈粥狀硬化將會得到延緩，心臟功能增強，血壓與心率對各種情況的適應能力也將增強。

呼吸系統

運動可改善呼吸功能。人體在運動中需要吸進大量氧氣，排出大量二氧化碳，因而肺活量增大，殘氣量減少，肺功能即可增強。呼吸功能好，有利於人體維持旺盛的精力，推遲身體的老化過程。

消化系統

運動可提高消化系統的功能。人在運動時要消耗一定的能量，就能增加體內營養物質的消耗並使人體的代謝增強，從而提高了食慾。運動同時能促進胃腸蠕動，分泌消化液，肝臟、胰腺的功能也會得到改善。只要提高消化系統的功能，就能為中老年人的健康提供良好的物質保證。

神經系統

運動可以改善神經系統功能。運動是在神經系統支配下的協調活動，堅持運動的中老年人常表現得身體靈活、耳聰目明、精力充沛，正是神經系統功能健壯的表現。運動亦可促進腦的血液循環，改善大腦細胞的氧氣和營養供應，延緩中樞神經系統的衰老過程，提高工作效率。這對腦力工作者來說，尤其重要。反覆的肌肉活動訓練，能使神經系統興奮和抑制的調節能力更趨於完善，從而調節大腦皮層的功能。特別是輕鬆的運動，可以緩和神經肌肉的緊張，達到放鬆鎮靜的效果，對神經官能症、情緒抑鬱、失眠、高血壓等，都有良好的治療作用。

運動系統

運動能使肌肉發達，骨質增強。而運動本身就是對骨骼的牽拉，正確的運動可以提高肌肉的收縮與舒張能力，使肌纖維變粗，肌力增強。運動可以改善全身的血液循環，肌肉、骨骼的營養也得以改善，骨骼的物質代謝增強，使骨骼的彈性及韌性增加，從而延緩了骨骼的老化過程，並可防止骨質疏鬆，骨關節退化性改變，關節痠痛等症狀。

內分泌系統

運動對內分泌系統、特別是對調節新陳代謝起重要作用的垂體——腎上腺系統，以及胰腺等消化腺的功能影響更大，往往能獲得顯著的改善。堅持長期運動所出現的身體結構和功能的良好變化，如肌肉的豐碩、骨骼的健壯、韌帶的柔韌、血管的彈性、心肌的增厚、微血管網的增多等，無一不是在內分泌系統的調節下形成的。運動能改善醣代謝，防治糖尿病；運動能降低血膽固醇，防止動脈硬化；運動能促進多餘脂肪的利用，防止發胖；運動能改善性機能，和諧性生活等，這些都與內分泌調節功能的改善有關。

免疫系統

國內外學者一致認為，運動可以影響人體免疫系統的活化的能力，延緩免疫器官衰老，增強免疫功能。他們從實踐中得出這樣一條規律：人體衰老並不代表免疫功能下降，透過運動訓練可以達到提高免疫力、增強健康的作用，從而有效延緩衰老的狀態。

科學有效的運動方法

運動的重要性已經詳細闡述，但是如何能夠做到具有科學性的運動，並持之以恆的堅持下去？專家提出如下建議：

選擇適合自己的運動方法

興趣是最好的老師，雖然很多人都知道運動的好處，但很少有人做得到持之以恆。於是專家建議，盡量選擇自己喜歡的運動，只有對這項活動感興趣，你才能堅持下去。運動方法有很多，有快走、慢跑、騎

車、游泳、網球、瑜伽、跳舞、跳繩……總有一兩項是自己會感興趣的，那麼就選擇它們並堅持下去吧！

制訂運動計畫

制訂一個確實可行的運動計畫，是監督自己落實的好方法。設定每週最小的鍛鍊量，並且不打折扣的去執行，如每天最少運動 20 分鐘。在下一個階段有步驟的提升對自己的要求，適當調整運動時間，激發身體更大的潛能。

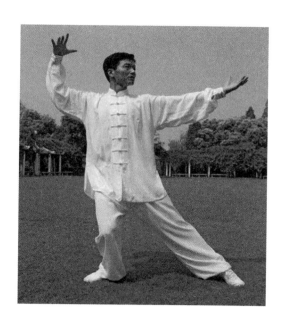

定期體檢

好的結果是持續運動的催化劑。相信當你看到體檢報告上的各項指標都逐漸趨於正常，一定會為自己持之以恆的運動感到很有成就感，並願意繼續堅持下去！

一氧化氮的物理療法──運動

關於運動和健康的關係，早在西元前 400 年，古希臘醫學家希波克拉底就曾經說過：「單獨的吃飯不會讓一個人身體健康，他還必須運動。對於食品和運動，雖具有相反的特質，二者卻共同促進了人體的健康……。」

積極從事體育運動是人類健康的基本保障。大量的研究表示，積極從事體育運動可有效降低許多疾病的風險性，如降低血脂、控制血壓、控制血糖、提高骨密度，許多慢性疾病都可透過運動獲得有效控制或治療。

運動和一氧化氮的關係

運動增強血小板 L- 精胺酸的轉運能力，加強一氧化氮的合成。一氧化氮能抑制血小板的聚集，對人體的健康大有裨益。有研究顯示，長期運動可增加血管內皮和骨骼肌產生一氧化氮的能力。從進行 6 個月運動訓練後的心臟病患者的研究來看，規律性的運動訓練能夠促進內皮一氧化氮合成，也促進內皮依賴性骨骼肌血管的擴張。

臨床實驗證明，慢性心臟病、高膽固醇血症的病因與內皮功能喪失，一氧化氮合成減少有關。血管栓塞性疾病患者若能維持規律運動來增加一氧化氮的合成，則能防治罹患該疾病。

運動對健康的益處

眾所周知，體育運動是增進健康和維持健康的最簡易方法之一。維持體育運動可使人在體力上、精神上感覺更好，有助於保持身體的柔韌

性和靈活性，加強肌肉、關節及骨骼的功能，提高心臟運作的效率，改善血液循環，預防心血管疾病，同時緩解壓力和抑鬱，改善失眠及停經期症狀。

運動與心血管疾病

多數研究顯示，中等強度的體力運動與冠心病分級負相關，與體力運動不足者比較，中等強度者的冠心病發病率小得多。研究證明，這與人體透過運動促進一氧化氮的生成，進而降血壓、降血脂和改善醣代謝等因素有關，長期增加體力活動可使收縮壓和舒張壓平均降低，膽固醇、三酸甘油酯和低密度脂蛋白（LDL）水準下降，而高密度脂蛋白（HDL）水準增加，尤其是透過膽固醇酰基轉移酶活力增加，可使HDL2 水準增加，從而使心血管疾病的危險因素減少。

運動與糖尿病

糖尿病的發病機制目前尚不完全清楚，但大量的研究證實，長期規律的運動有益於糖尿病患者，作用機制包括：體力活動增加能量消耗，使骨骼肌攝取葡萄糖加強；使葡萄糖轉運蛋白，特別是在血漿和骨骼肌中的葡萄糖轉運蛋白水準增加，從而使糖原合成酶和葡萄糖的非氧化釋放增加。

有研究報導，有運動習慣的人隨年齡增加發生糖尿病的風險，比靜態生活者小約 20% 或以上。運動的保護作用在易感第二型糖尿病的肥胖人群中表現更強。運動對第一型糖尿病可能是重要的治療手法，對第二型糖尿病有積極的預防作用。

運動與骨質疏鬆

骨質疏鬆是威脅人類健康的另一種慢性病，原發性骨質疏鬆的病因

不明，衰老和運動不足被認為是造成骨質流失而引起骨質疏鬆症的主要原因，增加體能活動可使骨質增生。

運動使骨密度增加的機制包括：機械用力產生對骨的刺激作用，啟動形成骨細胞，加強骨的形成；長期運動可以降低血液中胰島素含量，提高胰高血糖素、兒茶酚胺及促進甲狀腺素水準，從而增加骨礦物質含量。

除此之外，運動同時還能緩解壓力和抑鬱，改善失眠及停經期症狀。

怎樣運動才能更健康？

持續有氧運動

有氧運動具有強度低、有節奏、不易中斷的特點，有利於減少皮下脂肪數目，縮小皮下脂肪的體積，幫助消化和循環，例如散步、騎自行車、慢跑、游泳、打太極拳等。

有氧運動的要求是：

① 有足夠的氧氣參與，在室外最好。

② 必須持續 30 ～ 60 分鐘。

③ 運動時，心率小於 150 次 / 分鐘。

運動前的準備

運動前，應該做好暖身動作，如活動上下肢、腰部，使踝關節、腿部肌肉和肌鍵充分活動開來，肺的氣體交換增加，心臟輸出的血液增多，以避免肌肉、韌帶拉傷。

掌握好運動量

在健身活動中避免劇烈運動，劇烈運動對健身無效而且無益。一般來說，運動量要掌握在中等強度，不宜一開始就大負荷運動。運動量應該循序漸進，逐步增加。運動後的脈搏數，青年人每分鐘不超過 150 次為宜，老年人以每分鐘不超過 110 次為宜。

運動的最佳時間

最佳運動時間為晚間 7 ～ 8 點。不宜做運動的時間，如饑餓時、吃飯前、睡覺前。體育運動一定要做到每日持續，始終如一。

人們都希望能延年益壽，青春永駐。科學證實，大多數人都可以透過運動來達到這一目標。只要持續科學合理的運動方式進行健身，一定會有很好的效果，願健康幸福常伴每一位熱愛運動的朋友。

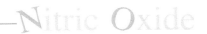

第三章

保健食品中獲得一氧化氮

什麼是保健食品？

保健食品是一種特殊的食品，對人體健康有保養作用，能補充人體內所需的重要元素，從而調節人體機能，適合特定人群食用。保健食品比普通食品對人體健康的作用大，但卻不能直接治療疾病，故又比藥品的作用小，對人體健康的調節則透過漸進的過程來實現。

近年來，世界各國保健食品發展的增長速度都很快，保健（功能）食品在歐美各國被稱為「健康食品」（Healthy Food）或「營養食品」（Nutritional Food），在日本則被稱為「功能食品」。

目前國內對於保健食品的定義為：**具有調節人體生理功能，適應特定人群食用，又不以治療為目的的一類食品。**這類食品除了具有一般食品皆具備的營養和感官功能（色、香、味、形）外，還具有一般食品所沒有的或不強調的第三種食品功能，即調節人體生理活動的功能，故稱之為「保健食品」。

從上述定義可知，保健食品立足於食品，體現在調節。從專家的觀點來看：**保健食品的功能定位應明確在針對人群中普遍存在的亞健康狀態（或稱亞臨床狀態），調節、緩解、改善人群的前疾病狀態，預防性的提供健康保障。**對於預防和改善心腦血管疾病，適當補充富含一氧化氮的保健食品，有非常積極且重要的作用。

一氧化氮營養補充品

　　一氧化氮營養補充品，是可以促進人體生成一氧化氮的保健食品，有助於短時間內使身體生成一氧化氮，來維護血液和血管的健康狀態。目前，一氧化氮營養補充品的主要成分包含：**精胺酸、瓜胺酸**及**複合維生素**類成分。

　　左旋精胺酸和左旋瓜胺酸都是胺基酸類，人體自身可以透過食物和運動合成少量左旋精胺酸和左旋瓜胺酸。隨著年齡的增長和血液、血管的老化，人體會開始需要大量補充這類胺基酸，以維持身體健康的需要，目前這兩種胺基酸被稱為「半必需胺基酸」。

　　胺基酸是合成蛋白質的基本單位，因此很多人認為瘦肉、雞肉和魚肉等富含蛋白質的食物是左旋精胺酸和左旋瓜胺酸的最佳來源。但是，只把左旋精胺酸和左旋瓜胺酸的攝取來源集中於日常生活飲食也是危險的，因為許多富含這些胺基酸的食物，同時還含有過多的飽和脂肪酸，而過多的飽和脂肪酸會大量生成壞的膽固醇，從而加速血管的阻塞和硬化。因此，要增加左旋精胺酸和左旋瓜胺酸攝入的安全方法，就是適量補充富含此兩種胺基酸的保健食品。如此一來，就可以攝取更多的左旋精胺酸和左旋瓜胺酸提供人體所需，同時又避免了高脂肪的攝入。

　　當攝入安全、適量的左旋精胺酸被消化之後，即可通過血液循環遍及全身。當它進入血管壁平滑肌內皮細胞時，發生酶反應使左旋精胺酸轉變為一氧化氮，從而提高人體內一氧化氮的含量，對心血管產生有益效果。

石榴與一氧化氮的關係

　　有些食物可以促進體內一氧化氮的生成，比如石榴。很多人喜歡

喝石榴汁，因為它味道香甜，維生素 C 含量豐富，比蘋果、梨高出兩倍。除此以外，石榴還能減少心臟病的發病機率並能預防前列腺癌，在希臘更是生育的象徵。美國加州大學洛杉磯分校發表研究報告稱，石榴汁可治陽痿，功效更直迫「威而剛」。

　　人體內的一氧化氮呈動態變化。穩定的一氧化氮濃度和生物學作用不僅取決於一氧化氮的生成速度，還取決於其代謝速度。影響一氧化氮合成速度的因素，包括合成的底物和催化的酶等；影響一氧化氮的代謝速度比較重要的因素，是氧化還原狀態。石榴中不僅含有一氧化氮合成的前體底物，還能促進一氧化氮合酶基因的表達。除此以外，富含的抗氧化物質可以大大減緩一氧化氮的氧化。

　　兩千年前，漢代張騫出使西域後將石榴帶入中國，其花、果、果皮、根均可供藥用。石榴中含有大量具有抗氧化作用的多酚、黃酮類化合物。同時，石榴能夠有效清除超氧負離子、羥自由基和脂質過氧自由基，抑制低密度脂蛋白的氧化，有顯著的抗氧化作用。石榴汁所具有的多酚抗氧化劑，能減輕氧化應激及延緩動脈粥狀硬化。

　　除了保護一氧化氮不被氧化消耗外，石榴汁還能保護血管內皮，啟動一氧化氮合酶，提高一氧化氮的生物學活性。研究表明，石榴皮萃取物和石榴汁，均能啟動一氧化氮合酶基因的表達，促進體內一氧化氮的合成，增加一氧化氮的含量。

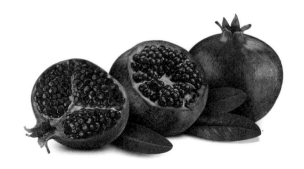

在以高剪切力作用下，體外培養的人冠狀動脈內皮細胞和高膽固醇血症鼠作為研究物件，評價石榴汁干預高剪切力誘導的氧化敏感基因，以及內皮一氧化氮合酶的表達實驗發現，濃縮石榴汁降低人培養內皮細胞和高膽固醇血症鼠動脈粥狀硬化易發區氧化還原敏感基因表現，同時增強內皮型一氧化氮合酶表達。此外，在動脈粥狀硬化不同階段，對高膽固醇血症老鼠進行灌餵石榴汁，均能顯著的延緩動脈粥狀硬化的進展。此實驗表明，透過長期服用石榴汁，能逆轉由紊亂剪切力所致的動脈粥狀硬化。

西瓜與一氧化氮的關係

2008 年 7 月 11 日，在印第安那州的格林卡斯爾報導一項新的研究表明，食用富含瓜胺酸的西瓜皮，能在血管舒張方面發揮作用，產生「威而剛效應」。這項在德克薩斯農工大學完成的工作發現，體內的瓜胺酸轉換成精胺酸，精胺酸轉而又提高了一氧化氮的生成。

隨後，新墨西哥州的拉斯克魯塞斯《太陽新聞》（Las CrucesSun-News）報導，因為在一氧化氮方面的研究（包括鑒定了硝酸甘油的作用）而獲得了 1998 年的諾貝爾獎的穆拉德博士，早就發現了這個現象，並且在 2003 年在《華盛頓郵報》表示「只有少量的瓜胺酸再迴圈生成精胺酸，進而生成一氧化氮」。

中藥與一氧化氮的關係

除了食物，中藥是補充一氧化氮的重要來源。在我們所常見的眾多保健食品、藥品中，也把中草藥作為主要成分，大大增強了其保健、治療的效果。

血管內皮是血液迴圈與血管平滑肌之間的機械屏障，具有接受、傳遞資訊和分泌血管活性物質等功能，對於維持血管內皮的完成性和正常功能，確保血管系統平衡等方面，具有重要的意義。在 1980 年，我們發現內源性血管舒張因子具有強大的血管舒張作用，後經證實內源性血管舒張因子的本質是一氧化氮。一氧化氮擴散到平滑肌後，啟動可溶性鳥苷酸環化酶，提高細胞內環磷酸鳥苷濃度，進而促使血管舒張。

穆拉德博士很久以前就知道中藥，他回憶道：

「這不是一個新的領域。對於中草藥的研究想法，源自我的一氧化氮研究工作。大概在 20 年前，我是亞培藥廠研究實驗室（Abbott Laboratory）的副主任，那是一個很大的跨國企業，我負責所有臨床藥物和新藥的基礎開發工作。我們有一個從事中草藥萃取的天然產物部門，我的直屬主管問我，天然產物項目應該怎麼來做？是把它做好，還是放棄不做了？這引發我對中草藥進行了深入的思考。

我那時候才剛剛進入公司。我曾經編輯過一本非常著名的藥理學著作——《古德曼和吉爾曼藥理學書籍》（*Goodman & Gilman's Manual of Pharmacology and Therapeutics*），其中講了很多關於中醫的內容。因此關於中藥，我知道一些。有很多從中藥萃取物變為西藥的例子，比方說，利舒平是從中草藥中萃取出來，用來治療高血壓的。水楊酸鹽是從樹皮萃取出來，紫杉醇萃取物是用來治療癌症的。他汀也是從植物萃取用來治療膽固醇的。

當我開始思考中藥萃取物的時候，隨著在生物學和生物化學方面對一氧化氮的瞭解愈來愈多，我則愈來愈好奇。我發現，中藥萃取物會增強一氧化氮合酶的活性或者影響氧化還原狀態。所有這些藥物都會增加環磷酸鳥苷酶或環磷酸腺苷酶的產生。我對自己說，可能所有的中草藥都是抗氧化劑，它們可能調節環磷酸鳥苷或環磷酸腺苷。我想研究一些

中草藥，看它們是不是會作用於一氧化氮。

2006 年，上海中醫藥大學提供我實驗室和一些科研經費。我們透過文獻發現了 100 多種中藥萃取物對中風、高血壓、心臟病發作有影響，和其它一些一氧化氮能影響的疾病。我們從 100 種萃取物中篩選出了 20 種。我認為，那是很重要的第一步。因為知道這些化合物如何用於一氧化氮，我們就可以瞭解它們如何發揮作用。是它們促進一氧化氮的生成？還是它們增加了酶活性？它們都影響了哪些酶？

通過瞭解這些，我們就可以用中藥來對付其它的疾病。我們把這個萃取物和那個萃取物配伍放在一起，讓加成作用更有效果。未來有一天，我們會識別萃取物中發揮作用的成分並用來製作西藥。這是一項很有趣的項目。我認為我們在這方面已經取得了很多進展。」

在正常生理情況下，組織中內皮型一氧化氮合酶和神經元型一氧化氮合酶持續維持正常的生理功能。而在病理情況下，內皮型一氧化氮合酶的活性降低，一氧化氮生成減少，但中藥仍可以通過提供一氧化氮的前體物質，而蛋白質磷酸化則可以調節內皮型一氧化氮合酶活性，從而增加一氧化氮濃度。透過抗氧化作用，也可以提高一氧化氮的生物利用度。誘導型一氧化氮合酶在生理情況無異常或炎症狀態下，會誘導一氧化氮合酶被啟動，產生大量一氧化氮，導致組織損傷，加劇炎症症狀，而中藥能調整誘導型一氧化氮合酶，減少一氧化氮的生成並藉此來治療炎症。

以下是幾種與一氧化氮生成作用相關的中藥：

銀杏葉

銀杏葉的主要有效成分為銀杏黃酮和銀杏內酯。藥理研究證明，銀杏黃酮可通過促進一氧化氮的釋放，調節血管舒縮功能。銀杏內酯是天然有效的血小板活化因子拮抗劑，可抑制血小板聚集，增加紅細胞變形能力，促進纖維蛋白的溶解，降低血黏度。

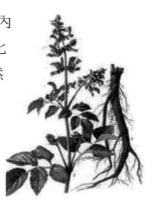

銀杏葉片口服治療可有效緩解心絞痛發生，改善心律並降低血漿內皮素，升高一氧化氮含量。

丹參

丹參及其製劑廣泛用於冠心病及高血壓的治療。丹參中含有丹參酮ⅡA，可以增加內皮型一氧化氮合酶的蛋白表達，提高內皮型一氧化氮合酶磷酸化水準。丹參酮ⅡA舒張血管的作用與內皮型一氧化氮合酶的調節有關。

山楂

山楂具有降低血液中的低密度脂蛋白和極低密度脂蛋白含量的作用，降低血總膽固醇和三酸甘油酯，減輕動脈硬化並對心肌缺血有保護作用。山楂葉總黃酮對大鼠心肌缺血性損傷具有保護作用，作用機制可能為抗自由基作用，從而增加一氧化氮的生物利用度。

萊菔子

應用萊菔子水溶性生物鹼 8 週的自發性高血壓大鼠，與空白對照組相比，血壓明顯下降，血清一氧化氮含量、超氧化物歧化酶活性明顯升高，丙二醛含量下降。萊菔子的降壓作用可能與一氧化氮系統啟動有關，同時也可以透過提高組織的抗氧化能力並針對器官發揮保護作用。

紅景天

紅景天對大鼠心肌缺血性損傷具有保護作用。紅景天能夠明顯減輕異丙腎上腺素所致的心肌細胞缺血性損傷，作用機制可能是透過提高內皮型一氧化氮合酶的表達，減輕心肌細胞凋亡，達到減輕心肌缺血性的損害。

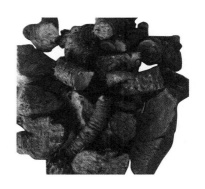

何首烏

二苯乙烯苷是何首烏的主要成分之一，能上調動脈粥狀硬化大鼠動脈壁內皮型一氧化氮合酶信使核糖核酸的表達，抑制動脈硬化大鼠動脈壁誘導型一氧化氮合酶信使核糖核酸的表達，這可能是二苯乙烯苷抗動脈粥狀硬化的機制之一。

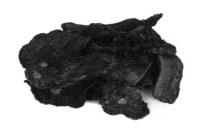

黃芪

黃芪中的黃芪多醣可明顯降低血清總膽固醇、三酸甘油酯、丙二醛和內皮縮血管肽的含量，從而減輕內皮素對血管的損傷作用，同時升高

一氧化氮、超氧化物歧化酶及總抗氧化活力，保持內皮細胞形態完好，顯示黃芪多醣具有較好的抗氧化損傷和保護血管內皮細胞的功能。

山藥

山藥中不僅含有一氧化氮的前體物質，還富含抗氧化物質，可以大幅減緩一氧化氮的氧化。山藥中含有的薯蕷皂苷可顯著降低心肌缺血患者的心肌梗塞面積，降低增高的丙二醛含量，升高超氧化物歧化酶和一氧化氮含量。同時，薯蕷皂苷還能保護並改善心絞痛及心肌缺血患者的血管內皮功能。

枸杞子

枸杞子中含有枸杞子多醣和維生素 C 等，枸杞子多醣是枸杞的主要活性成分，具有增強免疫、抗過氧化、抗衰老的作用。

隨著年齡的增長，一氧化氮的合成減少，枸杞多醣能明顯提高衰老小鼠腦一氧化氮含量和一氧化氮合酶的活性，延緩機體衰老。維生素 C 能有效清除體內的氧自由基和抗氧化作用，提高一氧化氮的生物利用度。

餘甘子

餘甘子中含有一氧化氮前體物質，增加了一氧化氮的生成量。餘甘子中富含餘甘子多酚、餘甘子多醣及維生素 C 等，與茶多酚作用相近，具有良好的清除自由基和抗氧化作用。

樹立正確的保健觀念

許多人認為，保健食品就是缺什麼補什麼，吃了就必須有立竿見影的效果。如果短期內沒有見效，這種保健食品就是「不管用」。其實不然。

保健食品作為一種營養補充劑，只是彌補人體在日常飲食中對某些營養素攝取不足，而所有的營養素在人體內都是經過新陳代謝，隨時被消耗，許多營養素又是人體自身無法合成的，所以這些營養補充跟吃飯、喝水一樣，都必要攝入。

在美國，全民平均一年的營養補充劑銷售額高達 500 億美元，每天攝入自身必需的各種補充劑，已成為日常生活必需品。可見，他們不但意識到了保健的必要性，而且也已樹立了正確、健康的保健觀念。

保健是一項長期的工作，不可能一勞永逸。只有持之以恆，這些營養素在人體內才會逐漸被吸收、沉澱，潛移默化的為身體帶來良好的改變。

如何正確選擇一氧化氮保健品？

☑ 選擇享譽國際科研團隊所研發的產品，避免使用一般無理論基礎的產品。

☑ 選擇國際尖端生物醫藥技術所製造的產品，避免使用含毒素、具副作用之產品。

☑ 選擇天然原料的產品。

☑ 選擇服用後，一氧化氮能夠穩定釋放的產品。避免選擇服用後，一氧化氮突然升高造成血管負擔的產品。

☑ 選擇經過可靠人體試驗，有實際資料證明有效的產品。

☑ 選擇有優良背景、具規模的大公司所生產、銷售的產品。

☑ 選擇上市時間長，消費者口碑良好的產品。

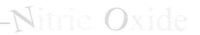

第四章

補充抗氧化劑

NO
N＝O

　　人體衰老是一個緩慢的氧化過程，隨著年紀的增長，氧化會愈來愈嚴重，人體也會逐漸衰老，因此人們需要服用抗氧化類的保健食品來阻止細胞被氧化，從而延長健康和壽命。

　　無論抗氧化劑來源於日常飲食還是保健食品，均能透過清除或中和有害的自由基（自由基產生於體內的氧化反應過程）來提高人體的一氧化氮含量。而透過清除自由基，抗氧化劑可以修復生成一氧化氮的血管內皮細胞，並預防一氧化氮生成不足的情況發生。

　　那麼，哪些疾病與一氧化氮不足有關係呢？需要補充什麼樣的保健食品，來改善這些疾病呢？

預防全世界十大死因榜首──癌症

綜合維生素（維生素 A、維生素 C、維生素 E、維生素 B 群、葉酸等）

　　維生素是有效的抗氧化劑，能清除人體內的自由基，避免氧化作用對細胞的傷害。另外，葉酸的防癌功效也十分好。人體若缺乏葉酸，細胞組織的染色體就會變得衰弱，容易受到氧化傷害。

大豆異黃酮

　　從大豆中提煉萃取出的大豆異黃酮素，是一種類似荷爾蒙的雌性

激素，其最主要成分「金雀素異黃酮」具有優異的抗癌功能，是人體健康的一大幫手，對抑制腫瘤細胞生長（尤其是乳癌、前列腺癌）效果很好。

鯊魚軟骨

鯊魚軟骨主要是由多種黏多醣蛋白所組成，其最主要成分「軟骨素」是鯊魚軟骨中最具有生理活性的成分之一。軟骨素裡的黏多醣體等不同蛋白質，除了可以增強免疫能力外，還可作為天然的抗發炎和傷口癒合物質。而軟骨素最獨特之處，就是具有抗血管新生因子，可以阻斷癌細胞生成。因為癌細胞的生長蔓延，主要是來自血管新生作用，因此對患有癌症的人，鯊魚軟骨是必需的保健食品。

茄紅素

茄紅素是 β - 胡蘿蔔素中的一員，它具有 11 個連續共軛雙鍵的類胡蘿蔔素，清除自由基的能力相當好。茄紅素抑制癌細胞增生的功效是類胡蘿蔔素的 33 倍，對預防膀胱癌、胰腺癌、皮膚癌、乳癌、前列腺癌、肺癌、口腔癌、胃癌、卵巢癌等，均有不錯的效果。

大蒜

大蒜被視為地球上最有價值的食物之一。其中，蒜素是大蒜的主要活性成分，被稱為「天然的抗生素」。大蒜的用途非常廣泛，美國國家癌症中心研究顯示，有規律的食用大蒜可減少產生食道癌、胃癌和結腸癌的危險，這是因為大蒜可以增加白血球和巨噬細胞的活性，提

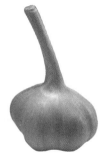

高身體免疫力並降低致癌物質的形成。此外,大蒜還具有降低血壓的功能。自古以來,它一直是熱門的保健食品之一。

輔酶 Q10

輔酶 Q10,又稱為「泛醌」(ubiquinone),是一種輔酵素。它是脂溶性的苯二酚,其結構和維生素 K 相似。由於輔酶 Q10 對心臟病會產生特殊療效,因此又被稱為「護心酵素」或「護心素」。

輔酶 Q10 能讓細胞裡的粒線體將營養素轉換成三磷酸腺苷,它是細胞製造能源不可或缺的物質,同時也可幫助維護粒線體膜的完整性。

輔酶 Q10 是非常強的抗氧化劑,許多醫學研究都證實它有抗癌作用。美國的佛克爾博士(Karl Folkers)有報告指出,用輔酶 Q10 治療癌症病人,10 人中有 6 人的癌症痊癒了。丹麥的洛克伍德博士(Knut Lockwood)也利用各種抗氧化劑,包括輔酶 Q10,來治療乳腺癌病人,結果相當成功。他們都把輔酶 Q10 當成治療的輔助品。

預防高血壓、腦、心血管疾病

銀杏萃取劑

銀杏是強大的抗氧化劑,其主要功能在於避免自由基對大腦和神經細胞的破壞,加強神經系統傳導和感應功能,能防止腦細胞功能失常、心臟和四肢血管阻塞,是防治大腦和心血管疾病的理想保健食品。

輔酶 Q10

輔酶 Q10 可以預防高血壓,強化心肌,修補受損的心臟和其他肌肉組織,對大腦和心血管疾病很有幫助。

深海鮫魚油

深海鮫魚油含有罕見的 Omega-3 多元不飽和脂肪酸，包括二十碳五烯酸（EPA）和二十二碳六烯酸（DHA）。魚油已經被認為有益於改善心臟、高血壓、心血管疾病。Omega-3 是人體所必需、卻無法自行合成的脂肪酸，被發現有益於降低膽固醇、高血壓，減少罹患心臟病和中風的幾率。EPA 和 DHA 能提高大腦細胞的活化，提高記憶和學習能力。DHA 也是嬰兒、兒童發育過程中很重要的營養素。

卵磷脂

從大豆中萃取的卵磷脂，能強化腦細胞並使神經傳遞資訊及運輸機能正常化。卵磷脂也是一種乳化劑，可幫助膽固醇脂肪與蛋白質結合，經由血液輸送至各組織細胞。

大蒜萃取劑

大蒜含有多種硫化物、胺物質和纖維素。硫化物對血液凝塊、膽固醇和三酸甘油酯的降低和減少有很大的幫助。且能抑制微生物的生長，具有保護心血管、預防中風的功能。

月見草油

月見草（Evening Primrose）自古被譽為「帝王的萬靈藥」，其種子所萃取的油中含有特殊的多元不飽和脂肪酸，約 70% 的亞麻油酸和約 10% 的 γ - 亞麻油酸──兩者人體皆無法自行合成。許多研究證實，它能幫助預防動脈硬化、高血壓，降低膽固醇和減

少心血管疾病的發生率，對糖尿病的預防和肝硬化的治療效果顯著。

預防勃起功能障礙

淫羊藿

淫羊藿含有淫羊藿甙和淫羊藿次苷，兩種成分都具有增強性慾的作用，其原理是精液分泌亢進，精囊充滿後，刺激感覺神經，而間接有興奮性慾的作用。

馬卡

馬卡含有大量的蛋白質、礦物質鋅、牛磺酸等成分，其蛋白質中含有豐富的人體必需胺基酸，這些成分具有抗疲勞的作用。馬卡可以改善性功能，增加精子數量，提高精子活力，通過調節內分泌系統和平衡荷爾蒙來改善性功能。

肉蓯蓉

肉蓯蓉素有「沙漠人參」的美譽，含有大量胺基酸、胱胺酸、維生素和礦物質等珍稀營養滋補成分，對男性腎、睪丸、陰莖、海綿體等性器官都有極大的補益效果，對陽痿、早洩具有很好的治療作用。

預防免疫力不足

黃芪

黃芪中含有黃酮和皂苷類成分，這些成分具有較強的抗氧化活性，可清除體內的自由基。黃芪中含有的黃芪多醣，可通過調節脾淋巴細胞

內游離鈣離子的濃度，升高細胞蛋白激酶活性而影響人體免疫細胞的訊號，以發揮免疫調節作用。

大棗

大棗中含有的大棗多醣是大棗中重要的活性物質，其有明顯的補體活性和促進淋巴細胞增殖作用，可提高人體免疫力。且大棗中含有維生素 C，具有抗氧化性，能夠有效清除體內的氧自由基，保護細胞免受氧化損傷。

山茱萸

山茱萸中含有的山茱萸多醣具有增強免疫力的作用。山茱萸多醣能明顯提高小鼠腹腔巨噬細胞的吞噬百分率和吞噬指數，促進小鼠溶血素的形成與淋巴細胞的轉化。

西洋參

西洋參作為補氣保健首選藥材，其含有的西洋參多醣和西洋參皂苷具有提高免疫的作用。這兩種成分通過促進血清蛋白合成、骨髓蛋白合成、器官蛋白合成等，可以提高人體免疫力，抑制癌細胞生長，有效抵抗癌症。

綠茶

綠茶多酚具有良好的抗氧化和鎮靜作用，可減輕疲勞。綠茶中含有維生素 C 及類黃酮，其中的類黃酮能增強維生素 C 的抗氧化功效，這種類黃酮也是珍貴營養品，對維持皮膚美白，有珍品級的效果。

預防肺病

維生素 A、維生素 C、維生素 B 群

維生素 A 是維持呼吸道黏膜所必需的元素，缺乏維生素 A 會提高呼吸道感染的機率，很可能會導致肺炎；維生素 C 是對抗病毒和炎症的重要抗氧化食品，對肺部助益良多；維生素 B 群能增強體力，製造抗體形成紅血球，促進免疫系統功能，減少肺炎感染力。

大蒜

大蒜是眾所周知的天然抗生素，其內含之硫化物具有很強的抑制微生物、細菌、真菌的作用，也能提高免疫能力，有效減少肺炎的產生。

紫錐花萃取物

紫錐花具有預防發炎，抵抗細菌感染，幫助身體排毒等功能，尤其是在快速增進人體免疫系統功能方面最為顯著。在 19 世紀，紫錐花就被視為是幾乎可以抑制各種感染疾病的藥草。目前已被分析出其有效成分達 70 多種，其中較重要的包括：多醣體、類黃酮素、維生素 A、維生素 C、維生素 E 和鉀、硫、碘、鐵、銅等礦物質。

紫錐花能與其他食品互相配合，產生良好的協同作用，使其成為最理想的免疫系統刺激劑。

銀杏

中國古籍就有銀杏的功效的記載，並發現銀杏可以益腦補心，還可以治療濕疹及咳嗽等呼吸道方面的疾病。銀杏對改善

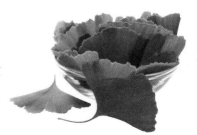

血液循環疾病效果良好。印度古代醫學家阿育吠陀則認為，銀杏是長壽的萬靈藥方，現今歐美國家對此類保健食品亦趨之若鶩。

預防肝病

維生素 A、維生素 C、維生素 E 和維生素 B 群

維生素 A、維生素 C、維生素 E 和維生素 B 群都屬於抗氧化物質，維生素 B 群是屬於間接抗氧化物質。這些都對維護肝臟的正常新陳代謝，減輕肝臟功能受損引起的疲勞助益甚大，是護肝、保肝的第一把交椅。

奶薊草萃取物

奶薊草萃取物中水飛薊素具有強化肝臟，分解脂肪和修護肝臟組織的功能。此外，還能促進肝細胞中的蛋白質合成，促進肝細胞再生，增強肝細胞抗氧化的防禦能力，防止毒物入侵。奶薊草萃取物對各種肝病的治療功能，皆備受醫學界的肯定和讚賞。

卵磷脂

從大豆中提煉之卵磷脂，有去除脂肪的功能，也能夠預防脂肪肝，延緩肝臟機能退化，以及修護受酒精損害的肝臟。此外，卵磷脂還能潤滑腸道，軟化糞便，因此可以治療便祕，防止毒素和自由基流入肝臟。

大蒜

大蒜中含有硫化物可消除血液、肝臟中的毒素，有益於受非金屬空氣污染的人防治肝病。

預防腎臟病

維生素 C 和維生素 B 群

維生素 C 具有酸化尿液的作用，達到抗菌的效果，也能提升免疫系統的功能。維生素 B_6 有利於消除水腫，減輕腎臟負擔。

蔓越莓萃取物

蔓越莓萃取物含有原花青素，是優良的天然抗生素，也是克制尿道感染、膀胱炎的大功臣，對於治療尿失禁、腎結石效果顯著。此外，其抗氧化作用可以促進身體免疫能力，對於防治腎臟病甚有助益。

卵磷脂

卵磷脂富含維生素 B 群中的肌醇、膽鹼，有益於腎臟病人。除此之外，卵磷脂還能促進膽汁溶解膽固醇的能力，可以預防膽結石。

預防糖尿病

維生素 C、維生素 E、β-胡蘿蔔素

糖尿病患者的血糖值偏高，表示代謝不良，其體內自由基濃度同樣偏高，這也是破壞胰臟和引發併發症的元兇。因此多食用抗氧化物質，如維生素 C、維生素 E 等，對糖尿病的病情穩定很有幫助。

銀杏萃取物

銀杏可以減緩糖尿病惡化，降低併發症發生率，如視網膜病變、末梢神經壞死、截肢、腎衰竭、尿毒症等。這是因為銀杏所含的類黃酮，

對於因糖尿病或血液循環不良所產生的神經細胞缺氧有保護作用，還能提升細胞對葡萄糖的利用率，提高細胞對胰島素的敏感度。

人參

人參自古以來就是中國最珍貴的滋補品，它可以補充體力、精力，提高性能力，中國人視之為「補藥之藥王」，它也是長壽的象徵。人參含有維生素 B_1、B_2、B_6、B_{12}、生物素、膽鹼、礦物質、醣類、類黃酮素和人參皂苷。人參皂苷能夠防治各種慢性病。尤其是人參可以穩定血糖值，因此對糖尿病患者有益。

蔓越莓萃取物

糖尿病最可怕的併發症之一，就是眼睛視網膜病變。蔓越莓所含的原花青素，促進眼部血管循環的效果非常好，可以達到保護眼睛的功效，對糖尿病患者有益。

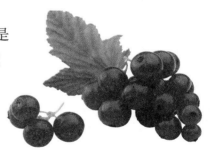

啤酒酵母

啤酒酵母含有各種人體所需的豐富營養素，包括含量超過 50% 的蛋白質，維生素 B 群、16 種胺基酸、17 種維生素、天然纖維素，以及 14 種如鉻、硒、鐵等礦物質，可說是集營養成分之大全，難怪會被稱為「素食者的雞精」和「天然綜合維生素」。

值得注意的是，啤酒酵母富含微量元素鉻，鉻元素可控制血液中的血糖含量，讓血液維持較長時間的穩定。在美國，新的醫學報告指出，鉻能改善第二型糖尿病（非胰島素依賴型）。許多新陳代謝科醫師推薦病人多食用含鉻的食物，啤酒酵母就是一個很好的選擇。

預防胃腸道疾病

維生素 A、維生素 C、維生素 E、維生素 B 群和礦物質

維生素 B 群能夠強化胃腸；維生素 E 能夠降低胃酸和止痛；維生素 A、維生素 C 有助於保護黏膜和加速傷口癒合；鋅可以減緩潰瘍；鐵可以預防貧血和出血性潰瘍。

蘆薈萃取物

蘆薈含有黏多醣，對於胃腸道黏膜有很好的保護作用，可以緩和胃酸的分泌，減輕胃酸對胃壁的刺激，提高胃腸黏膜細胞組織的恢復力。除了增強胃腸的功能之外，蘆薈也具有止痛和減緩潰瘍的功效。

大蒜

大蒜是天然抗生素，其所含的蒜素、硫化物具有很強的抗菌作用，可以阻止胃潰瘍病菌生長。如果大蒜與能夠降低胃酸的化學物質配合使用，效果更佳。此外，大蒜亦能幫助消化，有利於消化性潰瘍疾病的治療。

蔓越莓萃取物

蔓越莓對泌尿道細菌、微生物感染的清除功效顯著。根據最新研究，蔓越莓所具有的特殊化合物，也可有效抑制幽門螺旋桿菌。這種病毒是導致胃部消化性潰瘍的主因，而此病菌大都附著在胃部黏膜的內表皮細胞，且蔓越莓能抑制這種細菌的黏附，以達到改善潰瘍的效果。

預防便祕

維生素 A、維生素 C、維生素 E、維生素 B 群（綜合維生素）

維生素 B 群可以幫助脂肪、醣類蛋白質消化，有助於改善便祕症狀。尤其是維生素 B_1、B_2、B_{12}，還有葉酸、菸鹼酸、泛酸，對便祕很有幫助。

蘆薈萃取物

蘆薈含有的獨特成分是大黃素，蘆薈大黃素和蘆薈素等都具有抗菌、促進大腸緩瀉的作用，也可清腸，軟化糞便，對於治療便祕有絕佳的功效。

啤酒酵母

啤酒酵母富含維生素 B 群，可以解決因腸無力所引起的便祕，同時也能夠維持腸內有益細菌的平衡。此外，啤酒酵母還含有大量的纖維質，能促進腸胃蠕動，縮短食物通過小腸的時間，紓解便祕症狀。

卵磷脂

卵磷脂是著名的乳化劑，可促進油脂和脂溶性維生素的消化和吸收，幫助腸道益生菌的繁殖。由於卵磷脂具有親水性，能保留腸道的水分，潤滑腸道，軟化糞便，對治療便祕非常有幫助。

預防經前症候群

綜合維生素和礦物質

維生素 B_6 可消除水分滯留、乳房脹痛、情緒不穩、疲勞；維生素

B_1、B_2 能有效減輕經前的腰腳痠痛、腹部脹痛、口腔潰瘍；葉酸和維生素 B_{12} 是「造血的維生素」，能預防貧血；維生素 C 和維生素 E 為抗氧化劑，能減輕經前症候群的情緒焦慮、沮喪、貪吃等症狀；維生素 A 和維生素 D 有助於減輕經前的粉刺和皮膚油脂分泌過剩。至於礦物質方面，鎂能控制頸痛、耳鳴、腹痛等引起的情緒不順，而鐵質能補血，鈣質也有益於減輕經期不順。

深海鮫魚油

內含 Omega-3 多元不飽和脂肪酸、DHA 和 EPA，對於女性荷爾蒙的平衡很有幫助。其中，EPA 和 DHA，對於女性生理症狀也很有助益。

月見草油

月見草富含 γ - 亞麻油酸（GLA），這是一種屬於 Omega-6 的多元不飽和脂肪酸（與深海鮫魚油所含之 Omega-3 類似），能調節並平衡荷爾蒙，減緩子宮收縮，舒緩經痛和不適。此外，它還能保持細胞膜的健康，改善生理期的皮膚粗糙。除了月見草油外，琉璃苣油、女貞子油、枸杞子油也一樣富含 γ - 亞麻油酸，都是著名的婦女聖品。

預防憂鬱症

綜合維生素

許多維生素具有抗憂鬱效用，例如維生素 B 群是著名的安定神經營養素，尤其是以維生素 B_1、B_6、B_{12} 這三種效用最好。缺乏葉酸會出現精神病症候群，容易導致情緒低落等現象發生。自由基是人類身體的大敵，很容易傷害人體神經元。最新的研究指出，補充抗氧化劑亦能預防和治療情緒憂鬱症，維生素 C 和維生素 E 就是很好的抗氧化劑。

深海鮫魚油

其內含的 Omega-3 多元不飽和脂肪酸，與抗憂鬱藥有類似作用，即阻斷神經傳導路線，增加血清素的分泌量，減輕憂鬱症狀。

聖約翰草

聖約翰草（金絲桃）過去在歐洲一直以來多用於抗菌消炎。不過，最近卻被發現其最大的優點是可用於治療憂鬱症。聖約翰草萃取物含有超過 10 種以上具有生物活性的成分。其中，金絲桃素具有安定情緒的作用，它會提高體內神經傳導物血清素的血中濃度。血清素與睡眠、情緒、泌乳素分泌和生理規律等有關，因此能發揮「百憂解」的效果，並且幾乎沒有副作用。

纈草

纈草著名的功效在於能鎮定神經，鬆弛中樞神經系統以及平復肌肉痠痛，自古以來一直是用於鎮靜神經和輔助睡眠的良藥。有人稱纈草為「神賜的鎮定安眠藥」，其對抗憂鬱同樣具有效果，能降低腦內興奮神經系統的神經傳導體活動，使人安靜下來，平緩緊張、焦慮和憂鬱。

預防老年痴呆症

綜合維生素

各種維生素對於防範失智症具有關鍵作用，如維生素 A、維生素 C、維生素 E 均為抗氧化劑，能減少自由基對腦細胞的傷害；而維生素 B12、葉酸和神經發育有關，能維護神經系統健康。

銀杏萃取物

　　銀杏的增強記憶力功能卓著，而且能促進全身血液循環，尤其對腦部血液循環有很好的幫助。

人參

　　人參能滋補、提神、抗老化，是中老年人的最佳補品。人參皂苷對中樞神經、內分泌系統、心血管系統均有良好的藥理作用。根據現代醫學的研究發現，人參的主要活性成分人參皂苷的確具有刺激心智活力的功效，尤其對老年人的智力更為有益，能增進學習能力和記憶力。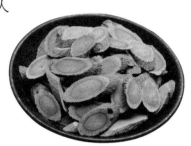

卵磷脂

　　卵磷脂是合成神經傳導物質的重要成分，對記憶力的增強和注意力的集中都很有幫助，並且有助於防止罹患失智症。

深海鮫魚油

　　深海鮫魚油內含之 EPA 和 DHA，能夠降低膽固醇，預防心血管疾病。DHA 則是腦黃金素，也是腦部和視網膜發育時必需，對預防記憶力減退和失智症都有良好效果。

預防風濕、關節炎、痛風

綜合維生素和礦物質

　　身體裡的自由基是造成關節炎、痛風、風濕的主要原因之一，服用

抗氧化劑可以消除自由基，對改善關節炎、風濕和痛風很有幫助。

維生素 C、維生素 E 都是很好的抗氧化劑。對於痛風者來說，須注意過量的維生素 A、維生素 C 和菸鹼酸，可能會刺激尿酸形成。維生素 B 群和葉酸能防止血液中尿酸值升高，是治療痛風的必需品。礦物質鈣、鎂、硒、鋅等都是骨質必要的元素，對防治關節炎很有益處。

月見草油

月見草油和琉璃苣油都富含 γ - 亞麻油酸，除了有益女性生理期之外，也能治療關節炎疼痛，特別是對類風濕性關節炎有不錯的功效。

葡萄糖胺軟骨素

可以幫助受傷的軟骨合成，促進軟骨的新陳代謝，防止關節發炎，具有消炎止痛的效果。它還有助於軟骨吸收營養，使其更有彈性，是退化性關節炎的最佳營養補充品。

芹菜籽

在傳統療方中，芹菜籽用來對付各種關節炎。現代醫學發現，芹菜籽大約有 20 多種抗發炎成分，並能促進尿酸排除體外，是一種天然的利尿劑，也是治療痛風和關節炎的良方。

以上是針對人體常見疾病和退化性疾病所提供的相關抗氧化保健食品。其與超強抗氧化劑葡萄籽結合，將會發揮意想不到的相輔相成、事半功倍的效果。

預防視網膜病變

葉黃素

　　人類的眼睛含有豐富的葉黃素，葉黃素是人眼視網膜黃斑部的主要色素，這種元素是人體無法製造的，必須靠攝入葉黃素來補充。

　　太陽光中的藍光進入眼睛後會產生大量自由基，藍光可以穿透眼球直達視網膜及黃斑部。葉黃素被稱為「隱形的太陽眼鏡」，黃斑部中的葉黃素作為一種色素可以過濾掉藍光，同時作為一種抗氧化物質可以清除自由基，防止黃斑部的脂肪外層受到自由基的氧化傷害，從而避免了藍光對眼睛的損害。

富含花青素的藍莓、越橘和葡萄萃取物

　　花青素能改善人體微循環，增強視網膜的營養供應，改善視網膜功能，提高靈敏度。此外，人的眼底血管周圍含有高濃度的抗氧化劑，可是隨著歲月的增長，這種來自人體自身的抗氧化庇護作用會逐漸減弱。此時，花青素便能發揮其清除體內自由基的明顯效果。

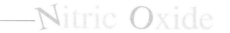

NO
N＝O

一氧化氮的物理療法——笑

笑是人際交往最動人的一種表情，是社會生活中美好而無聲的語言，它來源於心地的善良、寬容和無私，表現出一種坦蕩和大度。笑是人際關係的潤滑劑，更是促進健康的一劑良方。

笑對人體有以下的調節功能：

調節運動系統

笑能同時帶動胸腹、腰背、嘴唇、面部肌肉的運動，人在笑的時候，全身 80 個部位的肌肉都在運動，其中光是臉部肌肉就有 13 塊被同時牽動，使肌肉放鬆。

研究發現，一次捧腹大笑相當於在跑步機上運動 10 分鐘，能讓全身主要的肌肉組織做了一次運動。因此，每一次的大笑可以說是做了一次「內部的慢跑」。雖然大笑時的血壓和心率會升高，但大笑過後，血壓和心率則會低於平時水準，和運動的效果差不多。對於不能運動的老人和病人來說，大笑是最重要的鍛鍊方式。

保護心血管系統

開心的笑可以使心臟供血充足，降低血壓，通暢全身的血液循環，改善局部微循環。美國馬里蘭大學的一項研究中發現，人在大笑時，血管內皮會擴張並釋放一氧化氮，能減少血液凝結和病菌感染，調節血液

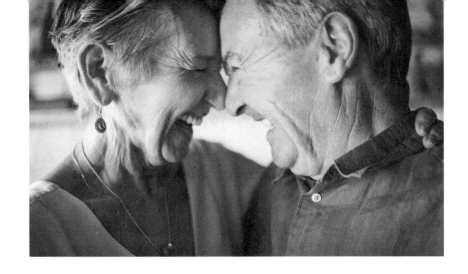

循環，改善心血管機能，從而降低心臟病風險。

　　相似的研究也表明，開心的笑除了調節人體血壓和血管緊張度，還可以促進下視丘垂體分泌腦內啡等鴉片類物質，然後通過啟動 μ- 鴉片受體在血管內皮中的表達，上調一氧化氮合酶來提升一氧化氮的生成。一氧化氮通過細胞訊號傳導通路產生多種心血管保護細胞過程，包括一個環磷酸鳥苷依賴途徑負責血管舒張和降低血小板聚集，以及為減少血管炎症抑制白細胞運輸異常。開懷大笑可以作為一個有用的、重要的促進血管健康的健康引擎。

　　此外，每天都開懷一笑，體內 C- 反應蛋白的水準會下降，而 C- 反應蛋白被認為與心臟病發作風險有關。對易多發心臟病的糖尿病族群來說，多笑一笑能降低罹患心臟病的風險。

　　愉快的心情對血糖值也有很好的調節作用。對於糖尿病患者，快樂的心情能使大腦受到良性刺激，分泌興奮的激素，促使心血管系統的循環，並促進號稱「好膽固醇」的高密度脂蛋白水準上升，而「好膽固醇」對心血管有保護作用。

　　美國加州洛馬琳達大學一個科研小組，將 20 名平均年齡為 50 歲的第二型糖尿病患者分為兩組。這兩組人均有高血壓和高膽固醇，心臟病發作風險較大。一年後的檢查資料顯示，觀看喜劇片的一組患者，每天

開懷一笑，體內「好膽固醇」水準上升了 26%，對照組患者只上升了 3%，而「好膽固醇」對心血管有保護作用，從而有效降低了心臟病發作的風險。

調節自律神經

笑可以保持自律神經的平衡，從而使激素分泌和免疫系統進行正常工作，達到身心放鬆，調整神經內分泌系統。大量研究顯示，大笑可以促進腦內啡分泌。腦內啡是一種存在於腦和神經組織內的一種化學物質，具有類似嗎啡的功能，有鎮痛與欣快的作用。

對那些患有脊椎炎、關節炎和肌肉痙攣的人來說，大笑確能減輕疼痛。大笑對偏頭痛和緊張導致的頭痛也有緩解作用，甚至可以減輕術後疼痛，消除神經緊張。

促進消化，調節人體免疫功能

笑能夠增進食慾，增加人體消化液與消化酶的分泌，促進對食物的消化吸收。開懷大笑能夠增加免疫細胞的數量，啟動免疫系統。

研究發現，當病人接受以歡笑為主的幽默療法和放鬆情緒的治療後，可使體內增加 10 ～ 14% 的淋巴細胞，從而增強人體的免疫功能。

放鬆減壓

笑能夠抒發健康的感情，宣洩心理衝突。發自內心的歡笑，能夠驅散愁悶，有助於克服羞怯、困窘的情緒與感覺和各種各樣的煩惱，排解病理性情緒。

和諧溝通

笑容是一種令人感覺愉快的面部表情，可以縮短人與人之間的心理距離，使人容易親近，為深入溝通與交往創造溫馨和諧的氛圍，因此有人把笑容比作人際交往的潤滑劑。

美容養顏

經常微笑能訓練臉部表情肌的彈力，防止臉部鬆弛，塑造漂亮表情。笑能使面部顏色由於血液循環加速而變得紅潤。

怎麼笑才能更健康？

① **多看喜劇**：多看看喜劇演員們的誇張表演，在陣陣歡笑中化解心中的鬱結，這比任何藥物都管用。

② **多和快樂的人在一起**：情緒具有一定的「傳播性」，常和快樂的人在一起，會在不知不覺中精神煥發。

③ **多想一些快樂的事**：找個安靜的環境，靜下心來專門去回憶那些讓人發笑的事情，這樣你會回味到生活的美好。

④ **多讀一些笑的詞語**：每天可以讀一讀與笑相關的詞彙，並想像其中場景，如哈哈大笑、開懷大笑、笑口常開、捧腹大笑等。

⑤ **每天對鏡開懷一笑**：每天可以自己對著鏡子微笑。一開始先微笑，然後漸漸擴大成露齒而笑，最後笑出聲來，直到開懷大笑。每天定時的進行幾次，每次 10 分鐘左右。

世界因笑容而美好。笑是對養生醫學的補充，笑是屬於每一個人的長壽祕訣。如果你想人生和諧，請面帶笑容；如果你想提升人生的幸福指數，請面帶笑容。以笑會友，天長地久！

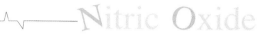

第六章

一氧化氮的物理療法 —— 振動床

人體亞健康狀態的危害

近年來，隨著現代社會生活節奏日益加快，工作壓力不斷增大，競爭日趨激烈，上班族——特別是職場高壓的白領階層，出差頻繁的工作人員，運動量大、易疲勞的運動選手以及升學壓力大的學生族群，普遍存在體質下降，慢性病多發的現象，處於健康與疾病之間的過渡狀態，即「第三狀態」——亞健康狀態，已經成為困擾很多人的健康問題。

根據最新研究，亞健康有五大危害：
 ① 亞健康是大多數慢性非傳染疾病的病前狀態。
 ② 亞健康明顯影響工作、生活、學習。
 ③ 易導致精神心理疾患。
 ④ 影響睡眠，加重身心疲勞。
 ⑤ 影響健康壽命。

亞健康的後果有兩種：一種是經過有效調理後，轉為健康狀態。另一種是任其發展，轉為疾病狀態，甚至出現「過勞死」。因此，盡快調理亞健康，調節身體狀態，是廣大亞健康人群的首要任務。

排除亞健康的方法主要應從心理及生理上同時下手，建立現代健康新觀念，要合理飲食，生活規律，適量運動，忌菸酒，心理平衡，必要時輔以物理療法進行輔助。

物理療法與一氧化氮

物理療法是通過自然的及人工的物理因素作用於人體，以治療和預防疾病的一種醫療手段。物理療法是現代醫學的重要組成部分，也是復健醫學的重要手段之一。

一氧化氮是公認的、有記載的、有效的天然抗炎分子，抑制產生發炎反應主要因數的活動，因此能對慢性發炎疾病提供輔助性的治療。

一氧化氮物理療法是一種非特異性治療方法，它主要應用自然界或人工的物理因數作用於人體，促進體內一氧化氮的生成，透過一氧化氮改善血液循環，激發自體免疫機制，調整神經功能等作用，達到防病治病的目的。

振動床技術與一氧化氮

一氧化氮振動床是以每分鐘 140 次的振頻反復加速跟減速的移動身體，在 30 ～ 45 分鐘的振動床治療期間，所釋放出來對生理有益的一氧化氮，可以幫助改善循環及關節靈活度，也可以減輕肌肉與骨骼間的疼痛及發炎。

物理療法中的一氧化氮振動床，能增強體質，有健身防病和自我治療的作用，特別對肢體功能障礙和心肺功能的恢復具有獨特的療效，是一種非侵入式、無藥物、經過廣泛的、科學研究證明的、具備正面成效的治療方法。

振動床機理

一氧化氮振動床是藉由頭到腳的方向，以每分鐘 140 次的頻率反復移動身體來達成。這樣反復加速跟減速的移動身體，進而促進體內原有的血管脈搏增加。增加的脈搏在全身的血管內皮中，刺激血紅蛋白的活性，增加釋放一氧化氮到血液流動中，進而提升全身上下的人體機能，為虛弱或因為受傷而需要復健的病患提供全身振動治療，以降低他們對藥物和手術的需求。

實驗證明，振頻可產生額外的小型脈衝，以每分鐘 140 次的振頻反復移動身體，作用於整個身體的內皮細胞，讓血紅蛋白與一氧化氮結合的能力降低，然後於外周組織釋放一氧化氮，使血管舒張，可以拮抗因血紅素清除一氧化氮所致的血液灌流下降，並調控血流和血壓。這一過程被稱為「脈動的剪切應力」。這些活動的作用產生血流增加，從而提高整個身體的循環和機能狀態。

一氧化氮震動床的主要臨床作用

① **治療作用**：可用於改善骨關節炎、纖維肌痛症的體能及症狀。

② **預防作用**：不僅可以治療疾病，而且可以保護心臟，減緩心肌缺血，提升心絞痛病人的活動耐力，預防不可預知的致命性心肌梗塞。

③ **復健作用**：早期應用物理治療，可使傷病早日痊癒，並對預防後遺症，促進體內及功能恢復，提高活動能力和生活自理能力等方面，有顯著效果。

展望

　　現今推崇自我保健的自然醫學已經成為了世界健康的潮流，物理療法也必將在這個潮流中成為人們愈來愈受青睞的一種預防疾病和調理亞健康的常態方式。創新的一氧化氮振動床是一種既適合個人、又適合家庭使用的現代醫療器械，也將會在預防疾病和調理亞健康方面發揮應有的作用。

第七章

一氧化氮長壽養生法

NO
N=O

Nitric Oxide

　　每個人都希望自己健康長壽，「上壽百二十，中壽百歲，下壽八十」的美好藍圖，是人類追求長壽的最高理想。但由於種種原因，真正能夠實現這一理想者，實在是寥寥無幾，少之又少，其中最主要的原因是不懂養生，以至不能「盡其天年」。

　　如何「盡其天年」呢？人類在漫長的歷史長河中不斷的探索健康長壽的祕訣，自然的智慧總在不經意間給我們啟示。散落在全世界極為稀少的長壽村，就是自然給我們的最好答案。

　　根據世界衛生組織長達數十年的跟蹤調查研究，只要該地區人口中，每 10 萬人有 7 個超過百歲的健康老人，就算是長壽地區。據世界衛生組織統計，現在全世界範圍內最長壽的地區有 5 個，分別是日本的沖繩島，希臘的西米島，義大利的坎波迪梅萊（Campodimele），巴基斯坦的罕沙，中國廣西的巴馬。

　　據世界衛生組織統計，這些地區超過百歲的長壽人口比例，遠遠超過了世界衛生組織之前提供的平均百歲人口的資料為十萬分之七，而達到了驚人的十萬分之三十！科學家經過長年累月的調查研究發現，這些世界上最長壽的地區都有著非常明顯的特徵，可以總結歸納為健康長壽的四大祕訣：**合理的飲食、科學的運動、平和的心態、優越的自然環境**。這四大健康祕訣在這些世界上最長壽的地區缺一不可。究竟這些地區是如何做到這四大祕訣的呢？

合理的飲食：多吃蔬菜、水果、雜糧

民以食為天，每個人都離不開吃。據科學統計資料顯示，一個人一生中，要往肚子裡塞進大約 25200 份糧食！ 4250 公斤的肉！ 5000 公斤蔬菜水果！ 1000 多公斤各類零食！ 50 多公斤調味品！把上述這些糧食統統塞進胃裡後，還喝下 25000 公斤各種液體。

吃，在人的生命活動中是如此的重要。研究世界五大長壽村的居民食譜具有鮮明的特點，按照現代營養學的解釋是：**他們的飲食科學合理，主要攝入的是大量蔬菜水果，並以粗糧穀物為主食，食譜雜而廣。**世界長壽村的人們，一代一代傳承了喜歡清淡、簡單、新鮮的健康飲食習慣。

科學的運動：勞動一生，運動一生

對世界五大長壽村的跟蹤研究表明：**每天堅持做科學的有氧運動，是健康長壽的關鍵。**傳統的沖繩人幾乎都是農夫和漁夫，每天做大量的戶外勞動，耕種農作物，出海打魚，不經意間就做了大量的運動。就算活到 80 歲，他們仍然堅持耕作。身處地中海的西米人除了要出海打魚外，每天還要在 387 級石階上上下數次來回。義大利半島上的坎波迪梅萊人則是通過收割農作物和伐木等活動，保證自己獲得足夠的運動量。在坎波迪梅萊經常有 80 歲的老人還參加野外的狩獵。位於喀喇崑崙山脈的罕沙人最流行馬球運動，這項運動可以讓人全身都得到鍛鍊，是他們流傳千年的傳統，也是他們獲取健康的祕密武器。位於中國廣西的巴馬四面環繞大山，這裡的人每天要翻山越嶺去耕作莊稼，每天活動至少8 個小時，能夠保證充足的有氧運動。

平和的心態：樂觀的生活態度及充滿愛心

2010 年美國科學家公布了一項長達 3 年的科學研究結果，他們對 700 名 100 歲以上的健康人瑞採取研究，解開了他們長壽的祕密：**性格開朗，很少發愁，基本不生氣，一輩子心平氣和。**

可見，長壽之道不分中外。中國 84 歲高齡的國醫大師陸廣莘滿頭烏髮，從相貌上看也就 50 歲左右，他總結自己的養生祕訣時說：「我就是個沒心沒肺的人，什麼事情都不往心裡去。」

世界五大長壽村的人無一例外的就是具有良好樂觀的心態。生活中充滿愛心，遇事不往心裡去，是他們的生活哲學！

沖繩人喜歡低壓力慢半拍的生活方式，緊密的群體關係能保證他們在一個溫暖關愛的氛圍中生活。西米人非常注重家庭生活，龐大的家族親密聯繫，善於反應情感和釋放情緒是他們最大的特點，幸福的家庭和

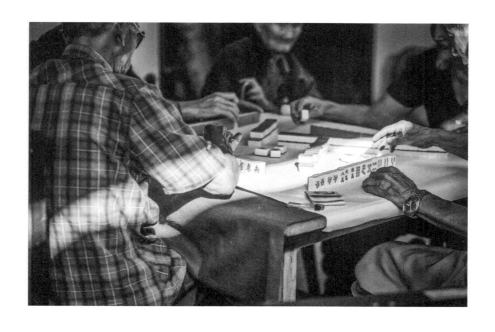

低壓力的生活讓他們心情愉悅。坎波迪梅萊人平靜而低壓的生活很少被打破，他們不會因人或因事來改變自己喜歡的生活節奏。「活在當下」是信奉伊斯蘭教的罕沙人所遵循的生活信條，無憂無慮是他們的生活狀態。身處中國民歌之鄉的巴馬人，喜歡在曠野中唱山歌來表達自己的情感，他們的生活不匆忙也不緊張，閒暇時喜歡打麻將、下棋、練書法，還經常全家聚在一起舉行大合唱……這些就是他們生活。這些生活習慣幫助他們釋放精神壓力，保持頭腦靈活，獲得內心的滿足和心情的愉悅，是促進他們健康長壽的關鍵！

優越的自然環境：負氧離子含量高，抗氧化能力強

科學家研究後得出結論：良好的生活環境，可以使人的壽命增加 10～20 年。蔥鬱的草木、良好的氣候、清新的空氣、充足的氧氣、無污染的水源、向陽通風的居所等，都是長壽的因素。考察全球長壽之鄉，無一不是在得天獨厚存在於自然環境中，無論是隱於大山的巴馬，罕沙和坎波迪梅萊，還是身處海邊的沖繩和西米，都保持了原始的自然環境生態，沒有受到任何污染，每立方空氣中負氧離子的含量很高，被譽為「天然氧吧」。

再觀長壽老人們的居所，人野相近、心遠地偏、背山臨水、氣候高爽、土地良沃、泉水清美，讓人與居所相忘於自然，實現居所與山水的和諧共生，生命在如此的浸潤中更加鮮活持久。

哲學家海德格曾說過：「人，詩意地安居。」如今，「詩意的棲居」是人類的一種居住嚮往，在青山綠水之間，在沒有污染的陽光和空氣之中，沒有世俗的束縛與羈絆，將生命融於自然，保持著生命最初自由自在的形態，這是追求長壽人生的極致。

人人皆能「盡其天年」的一氧化氮養生法

如何將長壽村的長壽之道惠及大眾，這是科學家們一直研究的課題。由於經濟的發展，人口的集中，無法讓每一個人的生存環境達到長壽村的標準，因此世界上五大長壽村的長壽方式存在著地域局限。

據科學研究表明，四大長壽祕訣都跟一氧化氮有直接的關係，人們在實踐這四大長壽祕訣時，就不經意間將人體內一氧化氮維持在一個合理的濃度。根據對世界五大長壽村的研究產生了「一氧化氮養生法」，其核心就是：**合理的吃、科學的動、正確的補、平和的心態。**

合理的吃

飲食愈健康，身體產生的一氧化氮就愈多。何謂「健康飲食」呢？首先要食用大量不同種類的蔬菜水果，因為蔬菜和水果中含有大量的抗氧化劑，抗氧化劑是阻礙人體氧化的有益物質，它透過多種機制將如超氧化物等氧自由基清除，從而保護人體細胞不被迅速氧化，使體內的一氧化氮不被破壞。

其次要避免攝入肥肉、紅肉、甜點、乳酪、薯片等含有飽和脂肪酸、反式脂肪酸、膽固醇的食品，減少自由基在體內的生成，從源頭控制會攻擊一氧化氮的自由基數量。

在我（穆拉德）的一日三餐中，我食用大量的蔬菜和水果、豆製品、優酪乳、魚和堅果類富含精胺酸的食物，但甜的東西一律不沾。

科學的動

科學家通過研究發現，連續的或反覆的鍛鍊（有氧運動）可以通過兩個途徑產生一氧化氮。其一，有氧運動可以調節血管內皮層一氧化氮合酶，而血管內皮層的一氧化氮合酶愈多，就會更多的產生一氧化氮。

這是通過運動產生一氧化氮的第一種途徑。其二，通過有規律的有氧運動，血液循環加速衝擊血管內皮，使其直接產生一氧化氮。

正確的補

因為我們的生活方式已發生很大改變，無法達到長壽村的環境標準，如工作壓力大，沒有時間運動，吃大量垃圾食物，接觸空氣污染等，這些都會破壞體內的一氧化氮，從而失去了對心腦血管疾病的預防。如果你的生活是這樣的，那麼最好攝取營養補充品，以增加體內一氧化氮的濃度。這主要包括胺基酸、抗氧化劑等，這些都可以從保健食品中獲得。胺基酸主要有 L- 瓜胺酸、L- 精胺酸兩種。維生素 C、維生素 E、葉酸等，均能促進一氧化氮的生成。

平和的心態

不同於抑鬱心情對身體造成的損害，心情愉悅能使全身的肌肉放鬆，這時血液循環會加速，血流速度增快就會刺激血管內皮細胞產生一氧化氮。因此保持內心的平和，就會使人體產生更多的一氧化氮。這些就是長壽村的長壽祕訣背後所隱藏的科學道理。

我對這一科學原理進行了深入研究，並提出更適合全世界人民的「一氧化氮養生法」。對於沒有生活在世界五大長壽村優越的自然環境中，無法做到合理飲食，無法持續科學運動，沒辦法保持平和心態而又想追求健康長壽的人來說，「一氧化氮養生法」可以讓我們像世界五大長壽村的長者一樣，盡其天年！

第五篇

一氧化氮的
需求族群

一氧化氮作為一種營養補充劑，參與人體各系統的循環、代謝，對健康有著極其重要的作用。有哪些人需要補充一氧化氮呢？

　　研究表明，需要補充的如老年人、燒腦族、更年期婦女、吸菸人群、飲酒人群、時尚女性、肥胖人群、性功能減退者，可謂族群龐大。

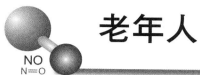

第一章

老年人

不同的文化圈對老年人有著不同的定義。由於生命的週期是一個漸變的過程，壯年到老年的分界線往往很模糊。有些人認為，做了祖父母就是進入了老年；有的人認為，退休是進入老年的一個標誌。

世界衛生組織對老年人的定義為60歲以上的人群，而西方一些發達國家則認為65歲是分界點。另外，中國古代曾將50歲作為分界點。

一般來講，進入老年的人在生理上會表現出新陳代謝放緩，抵抗力下降，生理機能下降等特徵，所以老年人容易患疾病。

常見的老年病

老年人患病不僅比年輕人多，而且有其特點，主要是因為人進入老年期後，身體組織結構進一步老化，各器官功能逐步衰退，身體抵抗力逐步衰弱，活動能力降低，以及協同功能喪失。

老年病又稱老年疾病，是指人在老年期所罹患、與衰老有關的，並且有自身特點的疾病，通常包括以下三方面：

老年人特有的疾病

這類疾病只有老年人才會得，並帶有老年人的特徵。它是在人變老過程中，因機能衰退和障礙而出現，如老年失智症、老年精神病、老年耳聾、腦動脈硬化以及由此引起的腦中風等。這類與衰老退化有關的疾病，會隨著年齡增加而增多。

老年人常見的疾病

這類疾病既可在中老年期（老年前期）發生，也可能在老年期發生，但以老年期更為常見或變得更為嚴重。它與老年人的病理性老化，人體免疫功能下降，長期勞損或青中年期患病使體質下降有關，如高血壓病、冠心病、糖尿病、惡性腫瘤、痛風、震顫麻痹、老年骨關節病、老年慢性支氣管炎、肺氣腫、肺源性心臟病、老年白內障、老年骨質疏鬆症、老年皮膚瘙癢症、老年肺炎、高脂血症、頸椎病、前列腺肥大等。

青中老年皆可發生的疾病

這類疾病在各年齡層都有發生，但因老年人的身體機能衰退，同樣的病變，在老年人則更有其特殊性。例如，各個年齡的人都可能發生肺炎，在老年人則具有症狀不典型、病情較嚴重的特點。又如，青中老年皆可發生消化性潰瘍，但老年人易發生併發症或發生癌變。

老年病的防治

老年病的防治是老年保健的重要措施之一。由於老年人各種細胞器官組織的結構與功能隨著年齡的增長逐年老化，因而適應力減退，抵抗力下降，發病率增加。老年人易罹患的疾病依序為腫瘤、高血壓與冠心病、慢性支氣管炎與肺炎、膽囊病、前列腺肥大、股骨骨折與糖尿病等。而病死率依序為肺炎、腦出血、肺癌、胃癌、急性心肌梗塞等。

老年人的科學飲食

老年人科學飲食特點是營養既應全面、合理，還要注意食物品質和飲食衛生習慣。具體的說，要注意以下幾點：

食物要全面

保持多樣化，不要偏食，五穀雜糧、畜禽蛋乳、水陸菜蔬、乾鮮果品、魚貝蝦蟹、山珍海味等都要吃。不要因為有高血壓、冠心病就「談葷色變」，罹患這兩種病的老人，瘦肉、牛奶可以吃，豆類更宜多吃，否則會因營養不良而身體消瘦，抵抗力減退，反而對身體健康不利。

飲食宜清淡

由於老年人味覺減退，因此特別喜歡吃味濃油膩和油炸的食物，但這類食物不易消化，應該注意節制。中醫認為，過食肥甘厚味，容易助濕生痰，甚至化熱為毒，所以應以「清淡飲食」為主。以穀為養，果菜為充，肉類益之，既可滿足各種營養素的供應，又可保持大便通暢。

飲食有節

老年人胃腸道適應能力較差，應避免暴飲暴食。暴飲暴食會使消化功能失常，氣血鬱滯，食物腐敗，從而引起腹脹、泄瀉、噯氣等症狀，甚至會因發生急性胃擴張或誘發心肌梗塞而死亡。

飯菜宜軟爛

老年人因牙齒磨損、鬆動或脫落，咀嚼能力降低，各種消化酶分泌減少，消化能力差，因此應該把食物切碎煮爛。肉可以做成肉糜，蔬菜宜用嫩葉。烹調多採用燜、燉、蒸、汆等方法，少用煎炸油膩食品及刺激性調味品。同時還要注意葷素搭配，乾稀相得，色香味俱好，以增進食慾，促進消化。

要少食多餐

老年人肝臟合成肝醣的能力降低，肝醣儲備較少，對低血糖耐受力較差，容易感到饑餓和頭暈。因此，在睡前、起床後或兩餐間，老年人可適當吃少許食物作為點心。一般每日可安排 5 餐，每餐的量不宜太多，餐間不吃零食，特別是不建議食用甜食，以免影響食慾，導致消化功能紊亂。

溫度要適宜

由於老年人唾液分泌減少，口腔黏膜抵抗力下降，所以不宜吃過熱的食物，過熱飲食是引起食道癌的原因之一。相反，過冷飲食容易損傷胃氣。所謂「生冷傷脾，硬物難化」是有道理的。

食物要新鮮

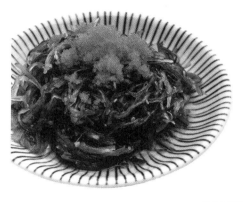

已腐敗、變質的魚肉食品，已腐爛的水果，酸敗的油脂，黴變的花生、穀豆，隔夜的剩飯菜等，都不宜食用，以免引起食物中毒或誘發癌症。

要多吃蔬果

老年人應多吃新鮮水果和蔬菜，以保證維生素和礦物質的供給。其中果膠和纖維素有促進胃腸蠕動的作用，可防止糞便在腸內滯留，對預防便祕和腸道腫瘤發生，都有很重要的作用。同時，老年人吃海帶、紫菜等海生植物食品，對防止動脈硬化、減少腦血管疾病的發生有一定的作用。

水分要充足

老年人可常食用湯、羹、菜泥，既補充了水分，又有利於消化。

一氧化氮與老年病防治

老年人應補充一氧化氮。鑑於老年人的生理特徵以及疾病多發情況，應及時補充一氧化氮，它對於老年人各大系統循環都有十分積極的助益，對於及時預防、緩解老年常見病，如心腦血管疾病、免疫系統疾病、神經系統疾病，都可發揮重要作用。

心血管系統方面，一氧化氮具有強大的鬆弛血管平滑肌的作用，它

可以增加血流量，防止脂肪等沉積物黏附於血管壁，從而抑制血管壁增厚，減少血管堵塞的機會。同時，它還能幫助維持健康血壓，有效減輕心臟負擔，從而達到預防心臟病的效果。

保護血管

一氧化氮有助於清除血管內壁附著的垃圾，並及時修復血管內皮，使自由基無法攻擊破損的血管內皮，從而保護血管，使血管恢復彈性。

降低高血壓

一氧化氮可使血管平滑肌舒張，從而降低血壓。

降低高血脂

一氧化氮能有效抑制低密度脂蛋白的合成，使血液中的低密度脂蛋白在短期內數量減少，使血液中的膽固醇、三酸甘油酯隨之減少。另外，一氧化氮可以促進高密度脂蛋白的合成，迅速將血液中的膽固醇三酸甘油酯運輸出去，達到降脂的目的。

改善糖尿病血管病變

已有不少證據表明，在糖尿病動物飲食中添加一氧化氮合成原料L- 精胺酸，可使糖尿病動物體內一氧化氮的合成增加，從而延緩糖尿病血管病變的發生或改善已有的糖尿病血管病變。最近，又有學者發現，運動可以使糖尿病患者體內的一氧化氮合成增加，從而延緩血管內皮受損。這些結果為透過增加患者體內的一氧化氮含量防治糖尿病血管內皮損傷，提供了臨床依據。

改善腦梗塞

在急性腦梗塞形成期與極初期，與一氧化氮含量降低有關，血栓形成後腦水腫期，一氧化氮可能參與腦組織損傷。

除此之外，一氧化氮還有改善中風、偏癱、老年失智、記憶力減退、性功能障礙、失眠、憂鬱以及特定癌症等功能，讓中老年人遠離心腦血管疾病，更加健康長壽。

在免疫系統方面，一氧化氮是對付細菌、病毒、腫瘤細胞等病原體的有效武器，它能夠殺死多種病原體而保護人體，提供一個強而有力的體內防禦系統。

神經系統方面，一氧化氮作為一種神經訊號的傳遞物質，可以促進腦部的血流量，並可能與腦細胞的發育、學習和記憶過程，後腦垂體激素如血管加壓素和催產素的分泌，保護腦細胞免於毒物的攻擊，以及腦缺血時調整腦血供應等種種作用有關。

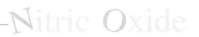

第二章

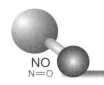

燒腦族

NO
N=O

　　大腦結構複雜，任務繁忙，新陳代謝十分旺盛，對能源物質的取捨也有明顯的選擇。在進行腦力活動時，腦細胞需要大量的氧氣。雖然人腦重量不過 1.4 公斤，但它的耗氧量卻占全身耗氧量的五分之一到四分之一，是全身需氧量最多的「大戶」，所需能量都要由碳水化合物來供給，腦本身並不能儲備更多的能源。

　　當腦力活動緊張時，所需的醣量和耗氧量都相對增加，所以與體力勞動者相比，腦力工作者對飲食的品質要求更高一些。腦細胞工作時，需要大量氧氣和碳水化合物。大腦的主要成分是蛋白質、脂類（主要是卵磷脂）以及對大腦最有影響的維生素 B1 和菸酸等。因此，飲食上在滿足熱量的條件下，還應供給足夠的蛋白質和維生素。

　　一氧化氮可以幫助人體保持血液的流暢，可以使富含氧氣和能量的動脈血運輸到腦部，從而緩解腦力工作者的疲勞。所以，燒腦族需要及時補充一氧化氮。

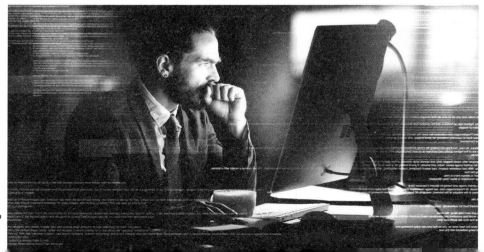

第三章

更年期婦女

更年期是婦女從性成熟期（生育期）逐漸進入老年期的過渡階段，它是人體衰老進程中的一個重要且生理變化特別明顯的階段。更年期無論開始早晚，歷時多久，都可分成停經前期、停經期（月經停止）和停經後期（月經停止一年以後），以卵巢功能的逐漸衰退至完全消失為標誌。

90% 以上的婦女，更年期都會出現不同程度的症狀，影響到個人健康和生活品質。因此，每個到了更年期的婦女都要注意加強自我保健，保證順利度過人生的這一個轉折時期。

女性更年期的具體表現

30 歲左右

皮膚明顯出現色斑、鬆弛、晦暗無光、毛孔粗大、粗糙、痤瘡不斷等不正常現象。

30 ～ 40 歲之間

出現內分泌紊亂，如月經不調、乳房下垂、外陰乾燥、性慾減退、女性第二性徵明顯衰退、減弱等症狀。

40 ～ 55 歲之間

出現失眠、多夢、盜汗、潮熱、煩躁易怒、精力與體力下降、記憶力減退、骨質疏鬆等更年期症狀。

55 歲以上

腎功能大幅下降，卵巢基本萎縮。

女性更年期的四大症狀

① 潮熱是更年期女性經常出現的症狀。
② 心悸，也就是心慌，也是更年期最常見的症狀之一。
③ 精神、神經症狀表現異常。
④ 腰痠背痛是更年期婦女骨質疏鬆的早期症狀。

更年期婦女雌激素分泌不足，骨小樑形成不良，此時若缺乏維生素D，會導致鈣吸收不良，若兩者結合起來就可能罹患骨質疏鬆症。一氧化氮透過卵巢顆粒膜細胞自身分泌作用參與雌激素的合成，能調節人體內雌激素的含量，從而改善女性更年期症狀。

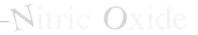

第四章

吸菸人群

NO
N＝O

　　吸菸危害健康已是眾所皆知的事實。不同的香菸點燃時，所釋放的化學物質有所不同，但主要是焦油和一氧化碳等化學物質。

香菸點燃後產生對人體有害的物質，大致分為六大類：

① 醛類、氮化物、烯烴類，這些物質對呼吸道有刺激作用。

② 尼古丁類，會刺激交感神經，引起血管內膜損害。

③ 胺類、氰化物和重金屬，這些均屬毒性物質。

④ 苯丙芘、砷、鎘、甲基聯胺、氨基酚、其他放射性物質，這些物質均有致癌作用。

⑤ 酚類化合物和甲醛等，這些物質具有加速癌變的作用。

⑥ 一氧化碳會降低紅血球將氧輸送到全身的能力。

吸菸致癌

　　吸菸會致癌已經證實。流行病學調查表明，吸菸是肺癌的重要致病因素之一，特別是鱗狀上皮細胞癌和小細胞未分化癌。吸菸者患肺癌的危險性，是不吸菸者的 13 倍，如果每日吸菸在 35 支以上，則其危險性比不吸菸者高 45 倍。吸菸者肺癌死亡率比不吸菸者高 10 ～ 13 倍。肺癌死亡人數中，約 85% 由吸菸造成。

　　吸菸者如同時接觸化學性致癌物質（如石棉、鎳、鈾和砷等），

發生肺癌的危險性將更高。菸葉、菸霧中的多環芳香碳氫化合物，須經多環芳香碳氫化合物羥化酶代謝作用後，才具有細胞毒性和誘發突變作用，而在吸菸者體內該羥化酶濃度比不吸菸者高，危險性也較高。此外，吸菸會降低自然殺手細胞的活性，從而削弱人體對腫瘤細胞生長的監視、殺傷和清除功能，這就進一步解釋了，吸菸是多種癌症發生的高危因素。

吸菸者喉癌發病率較不吸菸者高 10 幾倍。膀胱癌發病率增加 3 倍，這可能與菸霧中的 β- 萘胺有關。此外，吸菸與唇癌、舌癌、口腔癌、食道癌、胃癌、結腸癌、胰腺癌、腎癌和子宮頸癌的發生都有一定關係。

臨床研究和動物實驗表明，菸霧中的致癌物質還會通過胎盤影響胎兒，致使其子代的癌症發病率顯著增高。

影響心腦血管健康

許多研究認為，吸菸是許多心腦血管疾病的主要危險因素，吸菸者的冠心病、高血壓病、腦血管病及周圍血管病的發病率均明顯升高。統計資料表明，冠心病和高血壓病患者中，75% 有吸菸史。冠心病發病率吸菸者較非吸菸者高 3.5 倍；冠心病病死率，前者較後者高 6 倍；心肌梗塞發病率，前者較後者高 2 ～ 6 倍。病理解剖也發現，冠狀動脈粥狀硬化病變，前者較後者廣泛且嚴重。高血壓、高膽固醇及吸菸三項都具備者，冠心病發病率增加 9 ～ 12 倍。心血管疾病死亡人數中的 30 ～ 40% 由吸菸引起，死亡率的增長與吸菸量成正比。

菸霧中的尼古丁和一氧化碳是公認引起冠狀動脈粥狀硬化的主要有害因素，但其確切機理尚未完全明瞭。多數學者認為，血脂變化、血小板功能及血液流變異常有顯著影響。

高密度脂蛋白膽固醇可刺激血管內皮細胞前列環素的生成，血管內皮細胞前列環素是擴張血管和抑制血小板聚集最有效的物質。吸菸會損傷血管內皮細胞，並引起血清高密度脂蛋白膽固醇降低，膽固醇升高，血管內皮細胞前列環素含量降低，從而引起周圍血管及冠狀動脈收縮，管壁變厚，管腔狹窄和血流減慢，造成心肌缺氧。尼古丁又可促使血小板聚集。菸霧中的一氧化碳與血紅蛋白結合形成碳氧血紅蛋白，影響紅血球的攜氧能力，造成組織缺氧，從而誘發冠狀動脈痙攣。由於組織缺氧，造成代償性紅血球增多症，使血黏滯度增高。

此外，吸菸會使血漿纖維蛋白原含量增加，導致凝血系統功能紊亂。吸菸還會影響花生四烯酸的代謝，使血管內皮細胞前列環素生成減少，血栓素 A2 相對增加，從而使血管收縮，血小板聚集性增加……這些都可能促使冠心病的發生和發展。

由於心肌缺氧，使心肌壓力增強，心室顫動閾值下降，所以有冠心病的吸菸者發生心律不整，猝死的危險性更容易增加。據報告，吸菸者發生中風的危險是非吸菸者的 2 ～ 3.5 倍。如果吸菸和高血壓同時存在，中風的危險性就會升高近 20 倍。

再者，吸菸者易患閉塞性動脈硬化症和閉塞性血栓性動脈炎。吸菸可引起慢性阻塞性肺病（Chronic Obstructive Pulmonary Disease，簡稱 COPD），最終導致肺原性心臟病。

影響呼吸道

吸菸是慢性支氣管炎、肺氣腫和慢性氣道阻塞的主要誘因之一。實驗研究發現，長期吸菸造成支氣管黏膜的纖毛受損、變短，影響纖毛的清除功能。此外，黏膜下腺體增生、肥大，黏液分泌增多，成分也有改變，容易阻塞細支氣管。

在實驗中，接觸大量的菸塵會引起肺氣腫性改變。中國醫科大學呼吸疾病研究所的一項研究發現，吸菸者下呼吸道巨噬細胞（AM）、嗜中性粒細胞（PMN）和彈性蛋白酶較非吸菸者明顯增多，其機制可能是由於菸粒及有害氣體的刺激，下呼吸道單核巨噬細胞系統被啟動，活化的巨噬細胞除了能釋放彈性蛋白酶之外，同時又釋放嗜中性粒細胞趨化因子，使嗜中性粒細胞從微血管移動到肺。啟動的巨噬細胞還釋放巨噬細胞生長因子，吸引纖維母細胞（fibroblast）；嗜中性粒細胞釋放大量的毒性氧自由基和包括彈性硬蛋白酶、膠原酶在內的蛋白水解酶，作用於肺的彈性蛋白、黏多醣蛋白、基底膜和膠原纖維，從而導致肺泡壁間隔被破壞和間質纖維化。

　　據報導，1986 年美國患慢阻肺者近 1300 萬人，1991 年死亡人數高達 9 萬多人，而吸菸是其主要病因。吸菸者罹患慢性氣管炎較非吸菸者高 2 ～ 4 倍，且與吸菸量和吸菸年限成正比，患者往往有慢性咳嗽，有痰和活動時呼吸困難等症狀。肺功能檢查顯示呼吸道阻塞，肺順應性，通氣功能和彌散功能降低及動脈血氧分壓下降。即使年輕的無症狀吸菸者，也有輕度肺功能減退。慢性阻塞性肺病容易導致自發性氣胸，吸菸者亦常患有慢性咽喉炎和聲帶炎。

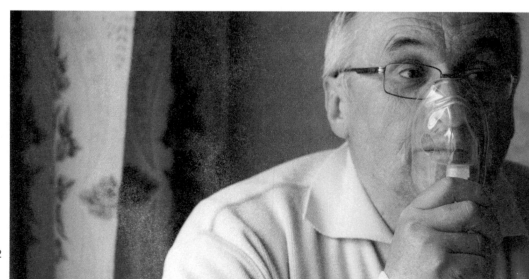

影響消化道

　　吸菸會引起胃酸分泌增加，一般比非吸菸者增加 91.5%，並會抑制胰腺分泌碳酸氫鈉，致使十二指腸酸負荷增加，誘發潰瘍。菸草中的菸鹼會使幽門括約肌張力降低，使膽汁易於逆流，從而削弱胃、十二指腸黏膜的防禦因子，促使慢性炎症及潰瘍發生，並使原有潰瘍延遲癒合。此外，吸菸會降低食道下括約肌的張力，易造成逆流性食道炎。

其他

　　吸菸對婦女的危害更甚於男性，吸菸婦女會引起月經紊亂、受孕困難、子宮外孕、雌激素低下、骨質疏鬆以及更年期提前。孕婦吸菸易引起自發性流產、胎兒發育遲緩和新生兒體重低。其他如早產、死產、胎盤早期剝離、前置胎盤等，均可能與吸菸有關。妊娠期吸菸將增加胎兒出生前後的死亡率和先天性心臟病的發生率。以上這些危害是由於菸霧中的一氧化碳等有害物質進入胎兒血液，形成碳氧血紅蛋白，造成缺氧，同時尼古丁又使血管收縮，減少了胎兒的血供應及營養供應，從而

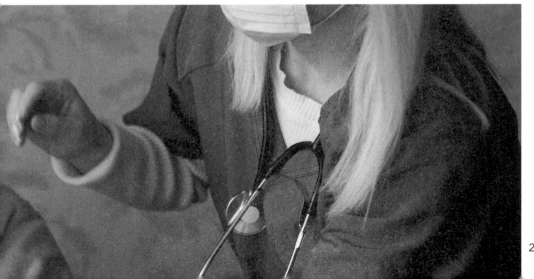

影響胎兒的正常生長發育。

　　女性 90% 的肺癌、75% 的慢性阻塞性肺病和 25% 的冠心病，都與吸菸有關。吸菸婦女死於乳腺癌的機率比非吸菸婦女高 25%。

　　研究證明，尼古丁有降低性激素分泌和殺傷精子的作用，使精子數量減少，形態異常和活力下降，以致受孕機會減少。吸菸還會造成睪丸功能的損傷，男子性功能減退和性功能障礙，導致男性不育症。

　　吸菸會引起菸草性弱視，老年人吸菸會引起黃斑部病變，這可能是由於動脈硬化和血小板聚集率增加，促使局部缺氧所致。美國一項研究發現，在強烈噪音中吸菸會造成永久性聽力衰退，甚至耳聾。

　　一氧化氮療法作為一種更安全可靠的手段，受到世界各地吸菸者的廣泛好評，能幫助吸菸者遠離癌症。利用一氧化氮，白血球不僅可以殺死一系列細菌、真菌和黴漿菌等病原體，而且對腫瘤也有對抗作用。由於一氧化氮能誘導細胞的死亡和凋亡過程，目前科學家們正在試驗，一氧化氮能否用於抑制腫瘤的生長。

　　一氧化氮幫助吸菸者預防性功能減退，主要是通過舒張勃起組織內的血管而使陰莖勃起。這方面的知識已經被用來研製治療陽痿的新藥。

　　在改善呼吸道症狀方面，通過對肺、小腸內一氧化氮含量分析可以明確炎性疾病，一氧化氮可用於診斷哮喘、結腸炎和其他疾病。除了對細菌、真菌、寄生蟲、腫瘤細胞有殺傷作用，一氧化氮還能幫助吸菸者擴張血管，降低血壓，促進血流，增強心臟的功能，鬆弛平滑肌，對於吸菸者的記憶、腸功能、腎功能以及心血管功能等各方面都具有作用。

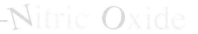

第五章

飲酒人群

　　日常生活中經常飲用的酒有啤酒、葡萄酒及白酒。各種酒的來源、釀造工藝及乙醇含量——即酒精度數，各不相同。酒精度數通常是指酒中所含乙醇量的百分比（按容量計），如啤酒含乙醇 5.4%；葡萄酒含乙醇約 11 ～ 16%，通常稱 11 ～ 16 度；白酒含乙醇 38 ～ 60%，其中含乙醇 38% 的，又稱為低度白酒。

　　少量飲用低度酒並不一定有害，但過量飲酒、甚至酗酒，肯定是有百害而無一益。那麼究竟可以飲用什麼酒？又如何限制飲酒的量呢？

　　流行病學研究中的大量資料提示，如果每天飲酒量不超過 24 克酒精，即相當於 540 毫升啤酒，或 200 毫升果酒，或 60 毫升 40 度的白酒，則危險性降低。

　　長期飲酒可能導致體內多種營養素缺乏。酒是純熱能食物之一，在體內可分解產生能量，但不含任何營養素。首先，過量飲酒會減少了我們攝取其他含有多種重要營養素（如蛋白質、維生素、礦物質）食物；其次，可能使食慾下降，攝取食物減少；另外，長期過量飲酒損傷腸黏膜，影響腸對營養素的吸收。以上提到的幾點，都可能導致多種營養素缺乏。

　　「飲酒過量，最受傷的莫過於肝臟。」專家指出，酒最核心的化學物質是酒精（即乙醇）。常說的醉酒，實際是酒精中毒，因為酒精進入體內，90% 以上須透過肝臟代謝，其代謝產物及它所引起的肝細胞代謝紊亂，是導致酒精性肝損傷的主因。據研究，正常人平均每日

飲酒量為 40 ～ 80 克酒精，10 年後就會出現酒精性肝病，如平均每日飲酒量為 160 克酒精，8 ～ 10 年就會發生肝硬化，這是多麼讓人震驚的數字啊！

　　此外，過量飲酒會影響脂肪代謝。乙醇減慢脂肪酸氧化，可能有利於飲食脂質的儲存，肝臟脂肪合成增多，使血清中三酸甘油酯含量增高，發生三酸甘油酯血症的可能性增大。人群流行病學研究表明，長期過量飲酒會增加高血壓、腦中風危險。酗酒還可能引發暴力事件等，對個人健康及社會治安都有害。

　　最近人們常常談到果酒的有益作用。法國有一項報告發現，某些飲酒地區的冠心病較其他地區少。但是，心臟病危險性的減少不能全都歸因於紅酒中的某些成分，因為在法國紅酒消量高的地區，蔬菜和水果的消費量也多，而蔬菜和水果的抗氧化能力較高。這些資料表明，飲果酒者的生活方式（如吸菸較少，蔬菜、水果消費量高等）使心血管疾病的風險減少。

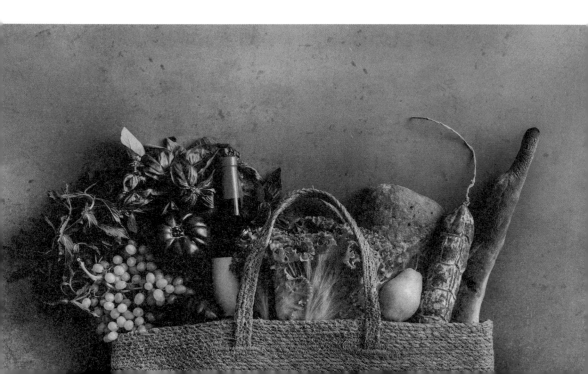

綜上所述，飲酒對人體健康有利有弊，少量飲用低度酒對身體有益，但長期過量飲酒則有害，尤其對青少年及孕婦。青少年處於生長發育階段，對酒精的危害更為敏感，因此青少年不能飲酒。酒精對孕婦的有害作用會波及胎兒發育，甚至導致胎兒先天性畸形，所以孕婦絕對禁止飲酒。

有研究表明，過量飲酒比非過量飲酒者在口腔、咽喉部癌症腫瘤的發生率高出兩倍以上，甲狀腺癌發生率增加 30 ～ 150%，皮膚癌發生率增加 20 ～ 70%，婦女發生乳癌的機會增加 20 ～ 60%。在食道癌患者中，過量飲酒者占 60%，而不飲酒者僅占 2%。B 型肝炎患者本來發生肝癌的危險性就較大，如果再加上有飲酒習慣或過量飲酒，則肝癌發生率將大幅增加。

除此之外，過量飲酒還會對身體其他部位產生不良影響：

大腦

攝入較多酒精對記憶力、注意力、判斷力、身體機能及情緒反應都有嚴重傷害。飲酒太多會造成口齒不清、視線模糊、失去平衡力。

生殖器官

酒精會使男性精子品質下降。對於妊娠期的婦女來說，即使是少量的酒精，也會使未出生胎兒發生身體缺陷的風險增高。

心臟

大量飲酒的人會發生心肌病，可能引起心臟肌肉組織衰弱並且受到損傷，而纖維組織增生則會嚴重影響心臟的功能。

胃

一次大量飲酒會出現急性胃炎的不適症狀，連續大量攝入酒精，會導致更嚴重的慢性胃炎。

一氧化氮對飲酒人群有益

一氧化氮能減少酒精對肝臟的損害。透過調節肝血流量影響肝組織氧化過程，一氧化氮合成受抑制時，肝竇血流減少、血小板聚集、微血栓形成、白血球黏附，對肝組織的氧化損害作用加劇。而一氧化氮合成增加時，則可改善組織缺血，減少氧化損害作用。

在調節全身的血管系統和血液循環系統方面，當內皮要向肌肉發出放鬆指令以促進血液流通時，它就會產生一些一氧化氮分子。這些分子很小，能很容易的穿過細胞膜。血管周圍的平滑肌細胞接收訊號後舒張，使血管擴張，以調節全身的血管系統和血液循環系統，將含氧的血液送到組織和器官當中，讓飲酒者的血壓保持平衡。

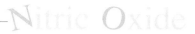

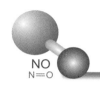

第六章

愛美女性

NO
N＝O

　　在追求青春與美麗之際，皺紋、色斑的出現可說是愛美女性的夢魘。隨著年齡的增加，皮膚受到外界，如日晒等環境影響而形成自由基。自由基會破壞正常細胞膜組織內的膠原蛋白、活性物質、氧化細胞，導致皮膚表面形成小細紋、皺紋。皺紋出現的順序一般是前額、上下眼瞼、眼角四周、上下顎、臉頰、頸部及嘴巴周圍。面部皺紋分為**萎縮皺紋**和**肥大皺紋**兩種類型。

　　萎縮皺紋是指出現在稀薄、易折裂和乾燥皮膚上的皺紋，如眼部周圍那些無數細小的皺紋。肥大皺紋是指出現在油性皮膚上的皺紋，數量不多，紋理密而深，如前額、嘴唇周圍和下顎處的皺紋。

　　無論是皺紋、魚尾紋、細紋、眼尾紋的形成，都是因為皮膚表皮層不均塌陷引起。皮膚由三層結構組成：**表皮層、真皮層、皮下脂肪**。表皮層包含膠原蛋白、彈力蛋白和其他纖維，構成了支撐皮膚的框架，也是這些元素使得皮膚顯得光滑年輕，同樣這些元素也易受到長波紫外線（UVA）、短波紫外線（UVB）以及臭氧或其他氧化因素的損傷。其中，長波紫外線（380～420nm）可深達真皮和皮下組織層面，而短波紫外線僅達表皮層，臭氧一般只能穿過角質層（表皮的最外層）。

面部的皺紋可以分為三大類，即體位性皺紋、動力性皺紋和重力性皺紋。

　　① 體位性皺紋大都是頸闊肌長期伸縮的結果，主要出現在頸部。
　　　　體位性皺紋的出現並非都是皮膚老化，但隨著年齡增長，橫紋

變得愈來愈深，皮膚就會出現皺紋。

② 動力性皺紋是表情肌長期收縮的結果，主要出現在額肌的抬眉紋、眉間紋、眼輪匝肌的魚尾紋、口輪匝肌的口角紋和唇部豎紋、顴大肌和上唇方肌的頰部斜紋等。

③ 重力性皺紋主要是由於皮膚老化後，皮下組織脂肪、肌肉和骨骼萎縮，加上地球引力及重力的長期作用而逐漸產生。

不過，也有人按照皺紋形成的病因分為生理性皺紋、病理性皺紋和光照性皺紋及老化性皺紋等。

膠原蛋白是構成皮膚的彈力網，它的流失也會使皮膚生成皺紋。膠原蛋白是一種高分子蛋白質，存在於人體皮膚、骨骼、牙齒以及肌腱等部位，主要生理機能是做為結締組織的黏合物質。在皮膚方面，它與彈力纖維合力構成網狀支撐體，提供給真皮層安定有力的支撐。

如果把人體比喻成一個建築物的混凝土框架，膠原蛋白便相當於一種黏著劑。它是維持皮膚與肌肉彈性的主要成分。女人隨著年齡的增長，膠原蛋白就會不斷流失。膠原蛋白在皮膚中如「支架」和「彈簧」支撐著皮膚。一旦彈簧斷了，真皮組織會塌陷，從而出現皺紋，皮膚會鬆弛、下垂；皮膚出油後，撐大的毛孔由於彈性下降不能回縮復原，毛孔就會變得粗大，自由基、黑色素會在肌膚的空洞和縫隙裡堆積，形成色斑。

女性補充膠原蛋白不僅可以去除皺紋，也能達到美白保濕、去黑眼圈、去眼袋、去斑、豐滿乳房等功效。膠原蛋白可以重建並修復真皮層膠原蛋白層，撐起皮膚細胞。

研究證實，皮膚各型細胞中存在有一氧化氮通路，包括角朊細胞、黑素細胞、朗格罕細胞、成纖維細胞及內皮細胞。一氧化氮在這些細胞

中發生作用，與皮膚炎症、免疫性皮膚病及皮膚癌有關。

皮膚表面汗液中含有大量硝酸鹽，通過酸化和還原可生成一氧化氮，而且不為一氧化氮合酶抑制劑所抑制。這種化學合成為皮膚提供了保護機制，調控細菌生長，阻止病原感染。一氧化氮促使成纖維細胞的合成，可減輕損傷癒合的早期炎症階段和晚期增生階段。而且研究發現，肥大瘢痕組織中纖維母細胞的一氧化氮合成減少。

一氧化氮還可影響朗格罕細胞功能，如殺傷微生物，抗原遞呈細胞毒作用；也能影響鄰近角朊細胞及黑色素細胞（由於朗氏細胞在真皮中非常靠近黑色細胞，由 LC- 朗氏細胞產生的一氧化氮會影響這些細胞）。

一氧化氮與皮膚

皮膚是人體外層的覆蓋物。對於人體來說，皮膚可以說是人體外皮系統最大的器官。皮膚履行保護、感覺的作用，還包括如熱調節，脂質和水的存儲、排泄和吸收等其它功能。

表皮、真皮、皮下組織或下皮層三個主要層構成皮膚。這些是由角質細胞、纖維母細胞、黑色素細胞、血管內皮細胞所構成，它們能使促使一氧化氮合酶之運作，更進一步的釋放一氧化氮。

角質細胞約占表皮細胞 90 ～ 95%。許多證據顯示，角質細胞傳達神經型一氧化氮合酶。纖維母細胞是真皮層最多的細胞類型，它們在真皮層的作用是產生纖維性的細胞外基質，使皮膚具有抵抗外物的阻力。皮膚衍生的纖維母細胞已證實可傳達內皮型一氧化氮合酶。在細胞因子刺激下，皮膚衍生的纖維母細胞促進誘導型一氧化氮合酶的功能。在正常狀態下，正常人體皮膚的內皮細胞，促使內皮型一氧化氮合酶之運作；過敏性或過敏性接觸皮炎患者的內皮細胞，表達誘導型一氧化氮合酶。

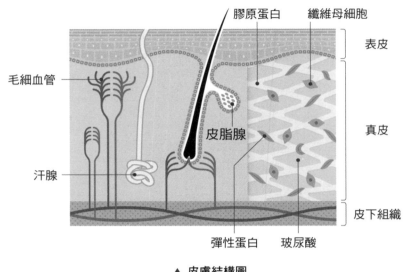

膠原蛋白　　纖維母細胞

毛細血管

汗腺

皮脂腺

彈性蛋白　　玻尿酸

表皮

真皮

皮下組織

▲ 皮膚結構圖

　　控制在小濃度的一氧化氮是細胞間的訊號分子，在正常人體皮膚的
日常過程中，發揮關鍵的管理和自我平衡的功能，如血管擴張，黑色素
生成和抵抗來自環境的刺激。在皮膚的生物學中，一氧化氮對整個皮膚
的細胞毒性和免疫調節性能，都有廣泛的病理與生理關係。

兩劑型一氧化氮與表皮生長

　　體外實驗表示，一氧化氮可以使增殖的角質形成細胞分化，同時
一氧化氮可以介導血管內皮細胞生長因子引起的內皮細胞增生。一氧
化氮還可透過調動各種生長因子來促進傷口癒合。血管內皮生長因子
（Vascular Endothelial Growth Factor, VEGF）促進血管增殖，是外傷癒
合的關鍵因素，這也是透過一氧化氮來完成，兩者相輔相成。也就是
說，一氧化氮可以促進角質形成細胞表達血管內皮生長因子，協助血管
內皮生長因子刺激血管增生，血管內皮生長因子又反過來透過調節一氧

化氮合酶的活性來促進一氧化氮的合成。

外源性的一氧化氮，可以通過酸劑和胺劑兩劑型產生，在皮膚局部提高一氧化氮濃度，促進表皮細胞的生長，且不影響身體整體的一氧化氮標準。因此，一氧化氮能夠促進傷口癒合和皮膚的健康。

一氧化氮凝膠或一氧化氮衍生的化妝品

一氧化氮有很多形式的藥理學應用，通常作為一氧化氮供體可改善一氧化氮不足的狀態，來調節許多組織的活動。局部應用可用於傷口和燒燙傷的癒合，頭髮的生長，引起局部血管舒張。

一氧化氮在許多皮膚細胞中都有效效果，它可以治療與皮膚炎症、免疫性皮膚病和皮膚癌相關的問題。除了促使成纖維細胞的合成，以減輕損傷癒合的早期炎症階段和晚期增生階段，一氧化氮還可組織重塑階段病理和生理上的後遺症。

一氧化氮凝膠是我們的專利技術，是用於產生醫學上適用的一氧化氮。產生一氧化氮的成分結合在凝膠體系中（擴散抑制介質），以控制一氧化氮的釋放率和保證局部應用的足夠年性。

血管舒張

局部應用一氧化氮可擴張該區域的血管。擴張血管有利於吸收更多皮膚新陳代謝所需的氧氣和營養物質。

內皮細胞的微脈管系統中，一氧化氮的結構性釋放在調節血流量方面發揮重要作用。有研究指出，利用鐳射都卜勒血流儀檢測血流量，透過皮內注射的一氧化氮合酶抑制劑 N- 硝基 -L- 精胺酸甲酯，可顯著降低在老鼠皮膚的血流量。結論是：在皮膚內結構性釋放的一氧化氮，可

透過環磷酸鳥苷依賴性鬆弛血管平滑肌，幫助調節血流量。

抗菌

　　1990 年代初，科學界已知一氧化氮可以作為非特異性宿主防禦，現在則知道它能在不同微生物包括真菌、酵母、細菌、病毒、原生動物中發揮抗菌作用。

　　因此，在皮膚表面上穩定生成的一氧化氮，可在病原體入侵的前線發揮重要作用。局部應用的一氧化氮，是一種針對淺表皮膚感染的有效預防與治療的方法，包括抗藥性金黃色葡萄球菌（MRSA）感染。

　　金黃色葡萄球菌是最常見的革蘭氏陽性菌，它會引起人體種類眾多的感染。而且，隨著抗生素的廣泛使用，抗藥性問題愈來愈嚴重。其實，人類的自身先天免疫系統是有效抗擊外來微生物入侵的第一道防線。其中一種重要的機制，就是誘導性一氧化氮合酶系統，其所合成的一氧化氮可以直接抑制抗藥性金黃色葡萄球菌的有氧呼吸能量代謝，並抑制抗藥性金黃色葡萄球菌的去氧核醣核酸（DNA）複製，具有良好的殺滅細菌、病原微生物的作用。

燒傷和傷口癒合

　　在傷口癒合上，一氧化氮訊號分子似乎發揮了至關重要的作用。一氧化氮參與血管生成、調節炎症過程，細胞增殖和膠原排列，從而增進傷口癒合。

　　通過補充精胺酸和一氧化氮供體的積極效應以及一氧化氮合酶抑制劑的消極效應，或是誘導型一氧化氮合酶、內皮型一氧化氮合酶基因的消除，都為一氧化氮在傷口癒合中的作用提供了不容置疑的證據。

一氧化氮在傷口癒合的一個關鍵功能，似乎是其對角化細胞和纖維母細胞擴散廣泛的影響，這有助於促進傷口表皮細胞再生。

在傷口癒合過程中，一氧化氮調製的細胞因子訊號的重要性，似乎在於透過一氧化氮啟動的轉化生長因子 b-1（TGF-b1）和增強白細胞介素 -1（IL-1）和白細胞介素 -8（IL-8）的生成。

現已知，一氧化氮可以刺激上皮細胞產生和釋放趨化因子和其他生長介質，例如血管內皮生長因子。

我們在研究一氧化氮凝膠對白老鼠二度燒傷創面的局部應用時，發現一氧化氮凝膠透過對皮膚上許多細胞生成過程的調節，有提高燒傷創面癒合的可能性。一氧化氮的治療，通過增強傷口位置炎性細胞的滲透，促進血管生成和促進膠原蛋白的合成，促進上皮再形成和傷口癒合。

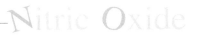

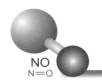

第七章

肥胖人群

NO
N＝O

　　肥胖是指一定程度的明顯超重與脂肪層過厚，是體內脂肪、尤其是三酸甘油酯積聚過多而導致的一種狀態。肥胖分為**單純性肥胖**和**繼發性肥胖**兩大類。一般所指的肥胖為單純性肥胖，即體重超過標準體重20% 以上，即可稱為肥胖。

　　肥胖不僅影響工作、生活、美觀，而且對健康有一定危害性。世界衛生組織已將肥胖定為疾病，是目前繼心腦血管病和癌症之後，對人類健康構成威脅的第三大敵人。肥胖者易發生高血壓、冠心病、脂肪肝、糖尿病、高血脂、痛風及膽結石症。

　　通過臨床化驗，絕大多數單純性肥胖患者出現內分泌紊亂，尤其是高胰島素血症、糖耐量實驗異常、性激素含量紊亂、腎上腺皮質激素偏高、瘦素增高等，青少年肥胖還易導致肥胖性生殖無能症（性無能）。肥胖病的早期治療，對預防上述疾病的發生具有重要意義。

肥胖的危害

生活品質降低，影響活動力並易受到外傷

　　身體肥胖的人，往往怕熱，容易出汗，容易疲勞，下肢浮腫，皮膚皺褶處易患皮炎，易患靜脈曲張。嚴重肥胖的人，行動遲緩，走動困難，稍微運動就會心慌氣短，以致影響正常的生活；更嚴重者甚至喪失活動能力。

人體脂肪過多，影響到體內性激素的平衡，男性表現為性功能低下、陽痿，女性表現為月經不調、不孕等。由於肥胖者行動及反應遲緩，也易遭受各種外傷或車禍，從而引起骨折或扭傷。

易發冠心病、高血壓，甚至「死亡五重奏」

肥胖者脂肪組織增多，耗氧量加大，心臟負擔加重，心肌肥厚，久而久之易罹患高血壓。脂肪沉積在動脈壁內，致使管腔狹窄、硬化，易發生冠心病、中風。

如果一位肥胖者同時伴有冠心病、高血壓、高血脂、糖尿病（非胰島素依賴型）及腦血管疾病則稱為「死亡五重奏」，如不及時採取有效措施，死亡很快就會來臨。

對肺功能的不良影響

肺的功能是向全身供應氧及排出二氧化碳。肥胖者因體重增加，需要更多的氧，但肺不能隨之增加功能。同時，肥胖者腹部脂肪的堆積，使腹腔內壓力升高，橫膈膜抬高又使胸腔壓力增高，限制了肺的呼吸功能，故容易缺氧。可能的表現為嗜睡、呼吸困難、紅血球增多、右心肥大，最後導致心肺功能衰竭。這是一種特殊的肺心病，又稱為「換氣症候群」或「肺通氣不良症候群」，也稱「匹克維克爾氏症候群」。若不及時治療，死亡率可達 25%。

肥胖者還由於頸部周圍脂肪過剩堆積，在睡眠時引起週期性氣管閉塞，形成失眠或剝奪睡眠症候群。

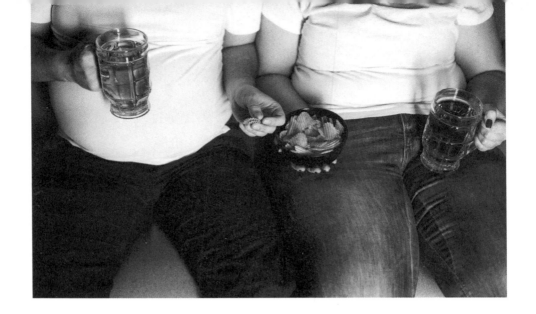

一氧化氮對肥胖人群的巨大作用

降低肥胖者罹患心腦血管疾病的風險

　　一氧化氮是讓血液流淌順暢的重要因子，它通過擴張血管，清理血管內壁附著物，修復血管被破壞的內皮，清理血液垃圾，使血液能更好的循環運行於各個器官，解決人體由於肥胖帶來的一系列血液垃圾問題，降低由於肥胖帶來的各種心腦血管疾病風險。

幫助肥胖者改善肺功能

　　一氧化氮通過擴張肺血管對肺循環生理和病理過程起重要調節作用。因此，外源性吸入一氧化氮對治療各種肺動脈高壓有重要意義。由於一氧化氮可與血紅蛋白結合迅速滅活，所以吸入一氧化氮僅作用於肺血管，不會對體循環產生作用。臨床研究也證實，吸入低濃度（20～40ppm）一氧化氮可顯著幫助肥胖人群改善肺功能。

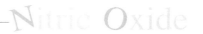

第八章

性功能障礙者

NO
N＝O

性功能障礙是指不能進行正常的性行為，或在正常的性行為中不能獲得滿足。性功能障礙多數都沒有器質性病變，也就是說性器官沒有異常或病變，而是因為心理因素造成的，因而在性學中常常稱為性心理功能障礙。

性功能障礙對男性來說，指沒有進行正常性行為的能力。對女性來說，是指能進行性行為，但對性行為的體驗不滿意（不感到快樂）。

性功能障礙大致分為四種：

① **性慾的抑制：**表現為持續性、蔓延性的性興趣缺乏和性喚起抑制。

② **性興奮的抑制：**表現為以男性射精和女性陰道潤滑作用障礙為特徵，如陽痿、性冷淡等。

③ **性高潮抑制：**正常表現為男性能勃起和女性能出現正常的性興奮期，但性高潮障礙反覆發生並持續存在或者不適當的推遲，如早洩、射精延遲、女性性高潮缺乏。

④ **其他性功能障礙：**如性交疼痛、陰道痙攣等。

產生上述性功能障礙的心理原因比較複雜。這多半和患者的生活經歷和生活環境有關。傳統家庭一向避諱談性，造成了性教育的推遲，可以說對年輕人心理會造成一定影響。

導致性功能障礙的原因

導致性功能障礙的原因大致可以分成三類：**生物因素、心理因素**和**文化因素**，尤以心理因素更加重要。

影響性功能的比較直接的心理因素主要有：

不正確的性態度

由於害怕性生活失敗而產生的性憂慮，可能是陽痿的最常見原因，而對性能力的不適當要求或者過分要求對方進行性生活，也是導致性功能障礙的基本原因。此外，產生性功能障礙的另一個重要原因就是充當「旁觀者」，即在性交過程中，一方焦慮而又強迫性的注重對方的反應，從而使精力分散，妨礙適度的性反應的建立和性高潮的到達。

過去性經歷的影響以及矛盾

一個人在過去與性有關的經歷中，如果遭到了嚴格的控制、懲罰，粗暴的對待或者傷害，就會留下難以消除的心理創傷，很容易形成條件反射。有這些經歷的人一旦再次面臨性的情景，就會無意識的回想起過去的性創傷，而出現陽痿、性高潮缺乏等性功能障礙。

人際關係緊張對性功能的影響

這主要是指性愛雙方之間的人際矛盾，如猜疑、嫉妒、不信任等。很顯然，一方強烈的失望、敵意會引起對方相同的反應，而這對於性慾是有害的。例如，女性對於「被利用」非常敏感，認為對方只是對她的肉體感興趣而忽略其人，性交是對她的利用、征服和貶低，而不能作出性反應，甚至會對性生活失去興趣，感到厭惡。

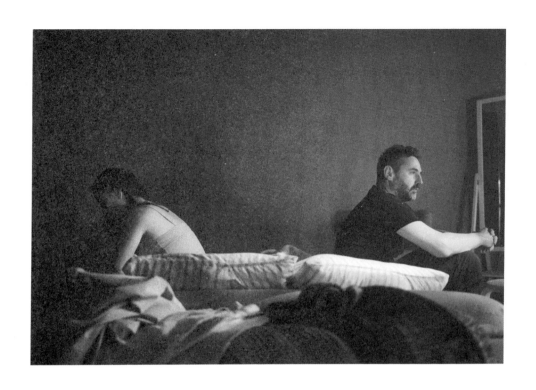

各種外界因素所造成的心理壓抑

　　快節奏的現代生活，繁忙的工作或家務，人際關係的不和諧，工作中的競爭及挫折，個人所受教育含量及所處的社會地位，都會使人在心理上產生一種壓力。這些壓力會對性功能造成影響，而性慾和性能力的強弱也都會受到心理因素影響。

　　除了上面所述的情況外，性功能障礙也有器質性原因。在診斷性功能障礙時，必須排除有關的軀體疾病，如性器官的慢性炎症，外傷以及相關的神經系統的病變，某些內分泌疾病，長期服用某些藥物，患有精神疾病如抑鬱症、焦慮性神經症等，都可能出現性功能障礙。

糖尿病患者性功能障礙

糖尿病日久會出現或多或少的性功能衰退，有的患者甚至出現性功能喪失。糖尿病性功能障礙具有特殊性，那就是通常的壯陽藥物作用均不顯著。

一般來說，造成糖尿病性功能障礙的幾種最常見的因素包括：
①心理行為原因
這包括夫妻雙方的不和諧、焦慮、抑鬱等各種心理因素。而糖尿病患者久病，大多會出現體倦乏力、末梢神經炎、周圍神經炎等問題，這些都會影響到患者的心境，從而造成性功能障礙增多。這就是由生理原因導致的心理問題，也就是心身疾病。

【建議】調整心情，從事一些積極的社會活動，必要時諮詢心理醫生。

②激素分泌不足原因
糖尿病是一種內分泌紊亂疾病。有醫師認為，疾病會一定程度的影響到性激素分泌。有專家認為，性激素分泌不足的情況，服用刺激性激素分泌的壯陽藥物是有效的。但是，對糖尿病患者則經常無效。這說明，性激素分泌不足的證據不足。

【建議】適量增加一些營養食物，如枸杞子、韭菜、洋蔥、羊肉等。

③微血管病變原因
男女生殖器官內微血管豐富。糖尿病日久，代謝功能日漸衰退，微血管病變顯著化，因此影響到生殖器官的充血，從而使性興奮度降低。而經常性的性興奮程度降低，會造成性功能障礙。

【建議】減少應酬，戒菸或減少吸菸量，避免酗酒，控制飲食，增加穀物

攝取。必要時求助於醫生。

④神經感受器損傷

糖尿病後期經常出現的肢體麻木，會使神經感受器敏感度降低。而性衝動需要眼、耳、鼻、舌、身、意各種感官和精神的高度協調。因此，糖尿病後期代謝功能衰退，導致神經感受器損傷，是糖尿病患者性功能障礙的重要原因。

【建議】按照糖尿病併發症的治療方式治療。

⑤ 運動系統原因

糖尿病患者的代謝功能衰退，導致肌肉強度不夠，體力衰退等情況，也會導致性功能障礙。

【建議】增加運動訓練。

由此可見，當糖尿病性功能衰退服用壯陽藥物無效的時候，應該採取代謝功能干預技術，來改善微循環狀態，修復神經感受器，增強患者體質。實踐證明，代謝功能干預方式對糖尿病這一特殊群體的意義格外重大，必要時應採取糖尿病併發症的治療方式。由於糖尿病伴隨的性功能障礙多是繼發性的，針對性治療更容易看到效果。

⑥其他原因

- 夫妻關係緊張，由於對對方的反感而出現性慾下降。
- 過分沉重的工作壓力，任何一方都可能出現身體上的疲憊不堪，在心理上失去對任何事物的興趣，包括性。
- 由於宗教文化背景的影響，有些中老年男性對性生活存在不科

學的偏見，認為性愛可能會給身體帶來損害，應該放棄或減少性活動，這就可能造成性壓抑。

- 對婚姻衝突缺乏語言交流，缺乏共同的興趣和彼此的信任，把問題的衝突帶進性生活中。
- 家庭條件差，房子不隔音，有長輩、孩子住在一起。
- 自卑感，自感性能力較弱，身體較差，不能完成美滿的性生活，或自認為患有某些疾病，懷疑自己陰莖短小，憂心忡忡，進而產生自卑、精神抑鬱或減弱了性興奮反應。
- 婚外情，嫖妓賭博，吸毒酗酒等。

男性性功能障礙的防與治

除去心理因素，男性性功能障礙生理或病理預防治療的關鍵，在於改善陰莖海綿體的靜脈回流，增加血流量，減少海綿體內壓。完整的血管內皮產生充足的一氧化氮和保持心腦血管系統血流量，是預防和治療男性性功能障礙的根本和基礎。

性功能障礙在生理或病理方面是與人體的整體狀況相互聯繫，是人體健康與否的晴雨表。如有會繼發性引起男性性功能障礙的高血壓和糖尿病等疾病，應首先進行預防和治療，同時提高體內的一氧化氮濃度，包括進行適度的運動，攝入含有足夠的一氧化氮前體的食物或者保健食，以及抗氧化物質。

隨著人們生活水準不斷提高，現今人們的居住環境有了顯著改善，生活品質提高，使得人們在滿足豐富物質生活的同時，對於精神生活有了更高的追求。而作為幸福家庭生活中重要組成部分的性生活，就顯得尤為重要了。但是在現實生活中，由於生活節奏的加快，事業的壓力，使很多男人身心倍感疲憊，勞累過度、菸酒過量等誘因都使得各種男性

功能障礙呈明顯上升趨勢，特別是陽痿、早洩的發病率。

一氧化氮合酶能催化 L- 精胺酸生成一氧化氮，增加體內一氧化氮的釋放。一氧化氮合酶存在於許多細胞中，包括平滑肌細胞、神經纖維及內皮細胞。其中，以陰莖海綿體最豐富，尿道海綿體較少。當受性刺激時，一氧化氮合酶催化左旋精胺酸和氧分子反應生成一氧化氮。一氧化氮是半衰期極短的分子，能迅速向四周擴散與血紅素結合，啟動鳥苷酸環化酶，使三磷酸鳥苷轉化為環磷酸鳥苷。環磷酸鳥苷刺激血管平滑肌上的環磷酸鳥苷依賴蛋白激酶，從而使血管鬆弛擴張，血流灌入陰莖海綿體，使陰莖勃起。

與此同時，增加磷酸二酯酶有降解陰莖海綿體內環磷酸鳥苷的作用，能使一氧化氮鬆弛血管平滑肌的效應降低。內皮細胞還釋放一種強有力的血管收縮肽，被稱為內皮素。一氧化氮、磷酸二酯酶、內皮素共同參與調節平滑肌的舒縮反應，完成陰莖勃起並防止發生不能持續勃起的狀況。

市場上有勃起功能障礙的藥物可以抑制磷酸二酯酶，增加一氧化氮提高環磷酸鳥苷的作用，從而更大程度的鬆弛陰莖血管，增加的血流量引起陰莖勃起。

國家圖書館出版品預行編目資料

穆拉德一氧化氮：心腦血管治療、預防與保健/斐里德‧
穆拉德，陳振興合著 . -- 三版. -- 臺中市：晨星出版有限
公司，2023.05
　　面；　公分. --（健康與飲食：52）

ISBN 978-626-320-447-8（平裝）

1.CST: 營養　2.CST: 氮化合物　3.CST: 健康法

411.38　　　　　　　　　　　　　　　　112004893

健康與飲食 52

穆拉德一氧化氮
心腦血管治療、預防與保健

作者	斐里德‧穆拉德博士、陳振興博士
主編	莊雅琦
編輯	洪　絹
校對	洪　絹、張雅棋、黃嘉儀
網路編輯	黃嘉儀
美術排版	曾麗香
全書圖片來源	穆拉德博士、陳振興博士、123RF、Shutterstock
封面設計	王大可

創辦人	陳銘民
發行所	晨星出版有限公司
	407台中市西屯區工業30路1號1樓
	TEL：（04）23595820
	FAX：（04）23550581
	E-mail：service-taipei@morningstar.com.tw
	http://star.morningstar.com.tw
	行政院新聞局局版台業字第2500號
法律顧問	陳思成律師
初版	西元2011年11月30日
二版	西元2012年11月30日
三版	西元2023年05月01日
三版二刷	西元2023年12月26日

可至線上填回函！

讀者服務專線	TEL：（02）23672044 /（04）23595819#212
讀者傳真專線	FAX：（02）23635741 /（04）23595493
讀者專用信箱	service @morningstar.com.tw
網路書店	http://www.morningstar.com.tw
郵政劃撥	15060393（知己圖書股份有限公司）
印刷	上好印刷股份有限公司

定價350元
ISBN 978-626-320-447-8